U0799086

# The Amazing Liver & Gallbladder Flush

# 神奇的肝胆排石法

[美] 安德烈亚斯 · 莫里茨 / 著

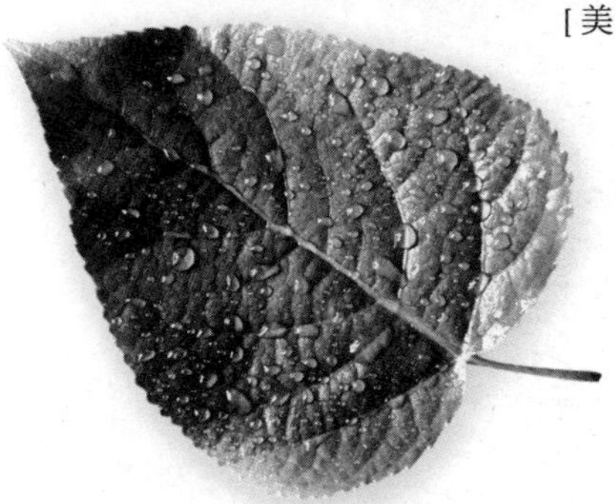

中信出版社 · CHINACITICPRESS · 北京 ·

图书在版编目（CIP）数据

神奇的肝胆排石法 /（美）美）莫里茨；皮海蒂译．—北京：中信出版社，2012.9（2025.12重印）
书名原文：Amazing Liver and Gallbladder Flush
ISBN 978–7–5086–3442–5
I. ①神… II. ①莫… ②皮… III. ①胆道疾病－结石（病理）－治疗－普及读物 IV. ①R575.605–49
中国版本图书馆CIP数据核字（2012）第167737号

Amazing Liver and Gallbladder Flush
Copyright © 2010 by Andreas Moritz
Published by agreement with the author through the Chinese Connection Agency, a division of The Yao Enterprises, LLC.
All rights reserved.
本书仅限中国大陆地区发行销售

神奇的肝胆排石法

著　　者：[美] 安德烈亚斯·莫里茨
译　　者：皮海蒂
策划推广：中信出版社（China CITIC Press）
出版发行：中信出版集团股份有限公司
（北京市朝阳区东三环北路27号嘉铭中心　邮编　100020）
（CITIC Publishing Group）
承 印 者：北京通州皇家印刷厂

开　　本：880mm×1230mm　1/32　　印　　张：8.75　　字　　数：143千字
版　　次：2012年9月第1版　　印　　次：2025年12月第60次印刷
京权图字：01–2010–8195
书　　号：ISBN 978–7–5086–3442–5
定　　价：32.00元

版权所有·侵权必究
凡购本社图书，如有缺页、倒页、脱页，由发行公司负责退换。
服务热线：010–84849555　　服务传真：010–84849000
投稿邮箱：author@citicpub.com

## 作者声明

本书作者安德烈亚斯·莫里茨，并未主张任何一种特定的医疗形式，但相信对希望改善自己健康状态的读者来说，呈现在本书中的事实、数据和知识，都应该被每位读者了解。

作者尝试为本书的主题内容提供最深入、正确且完整的信息，但对于部分来自外部的参考数据，若有缺漏、不精确或矛盾处，作者和出版社诚心接受指教。

本书所提供的方法并不试图取代现有的主流医疗方法，读者在采取任何方法之前都应自己谨慎评估。书里的所有陈述都是以作者本人的意见及理论为基础。读者在采用任何饮食、营养、草药和同类疗法营养补品前，都应向医疗专业人员咨询，在停止任何疗法前也一样，作者在此并未试图提供任何医嘱或替代建议。

此外，本书的陈述未经美国食品药物管理局（Food & Drug Administration）和联邦贸易委员会（Federal Trade Commission）的审查，读者在采用任何特定的方法治疗个人问题前，应靠自己的判断或向相关医疗人员咨询。

# 目录

## 第 3 章 | 095

### 结石最常见的成因



## 第 4 章 | 139

### 肝脏及胆囊净化法



## 第 5 章 | 163

### 避免结石的简单守则

## 第 7 章 | 219

## 实践经验分享



## 第 8 章 | 231

## 肝胆结石及排石的常见问题

推荐序

## 展开人生的新一页

2004年，我的一位哥哥因胃癌过世；2006年，我陷入忧郁中；然后在2007年，我被诊断出甲状腺癌。生命对我并不宽容，因为我没有学会爱自己。

我的身体向我发出抗议已超过25年。首先是对花粉过敏，接着是膝盖肿胀，最后我竟然对我最爱的食物——虾，产生会危及生命的过敏……但我完全忽略了它们。

我的身体频频通过这些不舒服的症状来告诉我一些事，但我却不明白。我继续像只狗一样工作，来满足生命中那些合理也好、不合理也好的要求。有些要求是我自己给自己的，有些则是别人加在我身上的。数十年来，我不断压抑我自己的需求和感受，而让其他人不断突破我的个人底线。

我的“超我”对我产生极度不满，因而决定联合我的身体给我一个强烈的警告——在2006年，我的身体和心灵受到严重忧郁的打击。

我终于收到这个信息——一切都不好！

2007年春天，当我听到我自己对家中一位长辈说，我不可能再这样照顾他永不满足的需求，而不顾我自己……那时我实在不敢相信我会说出这样的话。然后隔天，我就被诊断出患了癌症。

然后，我很平静地面对这个诊断结果，因为我认为上帝只有在一个灵魂完成了他一生该做的功课时，才会召回他。所以，如果上帝认为我已经准备好了，我随时都可以脱去这个在凡尘中的躯壳。反正，生命实在是太艰难了。

2007年6月，我在纽约一家非常权威的癌症治疗中心——史隆凯特琳医院接受手术。幸运的是，癌细胞并未侵犯到我右侧的甲状腺，所以我只切除了一侧甲状腺。手术进行顺利，然后我的医生让我出院回家，并给我开了Synthroid（药名），以确保我那半边的甲状腺在手术之后仍会乖乖的。我服了一年的药，一切看起来都很好，除了我的体重开始不受控制——无论我吃多还是少，它就像是有自己的意志一样，不断波动着。我以为那是癌症存活者一定会有的宿命。

然而，我在2008年夏天，收到亚马逊网络书店的一封电子邮件。上面写着："姚女士，根据你的购买习惯，我们相信你会对《癌症不是病：它是一种生存机制》感兴趣。"我心想："很多人因为癌症而死亡……你说'癌症不是病'是什么意思？"但那个副书名吸引了我。在好奇心的驱使下，我点了那个链接，导引到该书的介绍页面。我在那里发现了一大堆读者的认同及感谢留言。很多人还提出，他们从作者的另一本书《神奇的肝胆排石法》中，获益良多。所有人都在说，自从他们累积的毒物从胆管清除之后，他们有多健康。

我迫不及待地想跟我正在国外出差的丈夫分享这个新知识，所以写了邮件给他，对他说等他回家后，我想要试试这个神奇的肝胆净化法。但他对于我的发现并不感冒，他说我不应该这么相信网站上面的人说的话。

我感到很泄气，觉得自己被误解了，并决定不再提这件事。我只告诉他我已经购买并读了《癌症不是病》这本书，而作者对于情绪事件的解释，恰巧与我被诊断出癌症的情况相符，我明白我是如何因为压抑我的情绪让自己的身体变成一个有毒的环境；我告诉他我想要试试肝胆排石法，因为里面用的配方都是有机的，我不可能因为在一个星期里喝了苹果汁、一些泻盐、一杯橄榄油和葡萄柚汁而死。我向他保证，如果这个净化法没有效，我会嘲笑作者并把他的书丢掉。

隔天我们到大卖场，买足了一次净化所需的苹果汁。我们在那儿起了另一场争执，他对于我这么勇敢地尝试我们知之甚少的方法，感到极度不安。但出于爱，他勉强决定跟我一起体验这个方法。

喝了油和果汁混合液的隔天清晨，我们都被结果吓呆了。他排出约有200颗的青豆色的软石。我排出大约有1 000颗，有些大，有些小，有些是亮绿色，有些是翡翠绿，还有无数酪梨色的细砂。我还排出一颗米粒大小的白色结石，我后来发现那是胆囊自己排出的，最毒的一种。我不敢相信它真的有用！

从那时开始，我就更仔细地读安德烈亚斯·莫里茨的著作。

我开始在每天早上晒太阳，接受阳光的治疗。我做了第二次肝胆净化。我还开始养成多吃色拉、少吃肉的习惯。在我第一次净化4个月之后，我比较亲密的朋友都说，我脸上的黄褐斑变少了；而我也觉得我的身体运作得更顺畅，我也变得更有朝气了。

同时，我开始思考，我为什么还要继续服用Synthroid呢？我不是还有半边的甲状腺吗？而且，固定的药物剂量能适应我不断在改变的身体状况吗？我在每半年的追踪治疗时，向我的内分泌科医生提出疑问。他说，我服用的药是为了关闭我还存在的那半边甲状腺的功能，这是用来治疗像我一样的甲状腺癌患者的标准疗法。为了预防被切除的甲状腺再长出来，这是必要的手段。他说如果新长出来的是癌细胞，那会很麻烦。

我对这个事实大感吃惊。我向他表达了我的想法，我想让我的甲状腺自然地长出来。我的医生听从我的请求，并答应让我停药 3 个月。我唯一要做的事，就是 3 个月后验血，以让他确定我的身体在不服药的状况下仍能正常运转。

3 个月过去了，我收到我的医生的信，他说我的血液状况非常健康。他要求我去他办公室，他想知道我在过去 3 个月做了什么。最后，他对我说我不用再服药了，每年检查一次身体对我而言就已足够。

我很感激我的医生能够倾听他的病人，且愿意承认另类疗法的效果。我知道他非常特别，因为我来自一个接受西医训练的医生家庭，他们有些人根本无法接受非标准的医疗方法。

我目前已完成了 7 次肝胆净化，最近一次排出少于 100 颗。我知道我还有一段路要走，因为我过去累积了过多的情绪压力。然而，我的朋友和家人都注意到，我的眼睛变得明亮，我的皮肤也变得有光泽；很多三四年没见到我的人，都说我看起来比以前更有活力，也更年轻。

我的癌症，的确让我展开了人生的新一页。

我已经有超过 25 年，没有感觉到如此健康。

我也很兴奋我在台湾地区的亲友，能有机会通过莫里茨的著作，体验这个特别方法的治疗力量。

我相信在接下来的岁月中，会有更多与我类似的故事发生。

——姚美　纽约

编注：本文作者姚美是在美国的代理商，有一次她在信中向我们推荐出版这本书。但一开始，我们对于所谓的“肝胆净化法”抱着保留的态度。接着，我们参加了法兰克福的书展，在那儿，遇见了至少有3年不见的姚美。她的外表让我大为震惊，她跟我印象中的姚美，有很大不同！她的气色变好了，讲起话来也很有活力！她说，这些改变，很大一部分是因为她做了数次的肝胆净化。因为感受到这个方法的神奇，所以她主动与作者接洽，从原本只是读者的角色，一跃成为本书的代理商。

前言

# 干净的肝脏，健康的人生

## 净化肝脏，远离结石

很多人以为，胆结石只会在胆囊中被发现。这是个很常见的错误认知。事实上，大多数胆结石是在肝脏中形成的，在胆囊中形成的反而较少。若你亲自进行一次肝胆净化，就能轻易地证实这个说法。无论你是一般大众，还是医生、科学家，甚至是胆囊已被切除的人也一样，都能因此而远离结石。肝脏净化[①]所呈现的结果，会证明一切。这件事本身已极具价值，不须任何科学证据或医学解释来证明。一旦在第一次净化后，看到数百颗绿色、米白色、棕色或黑色的石头在马桶里漂浮，你

① 当文中提到“肝脏净化”时，也包括净化胆囊。

会确信你做了一件生命中非常重要的事。当然，为了满足你可能存在的好奇心，或许你会决定把这些排出的石头带到某个实验室进行化学分析，或询问医生他如何看待这些石头。医生可能会支持你，认为你正在进行自我治疗，但也可能告诉你这件事非常荒谬，甚至警告你不要相信。然而，在这次体验当中，最重要的是你已经为自己的健康采取了主动负责的态度，而这在你人生中也许是头一次。

并不是每个人都像你一样幸运。据估计，全世界约有20%的人，在他们人生的某个阶段会形成胆结石；而大部分的人会选择对这个重要器官进行手术切除。事实上，这个统计数字并不可靠，将形成（或已经形成）胆结石的人要多过这个数字。施行自然疗法三十多年，接触过数千名患有各种慢性疾病的患者，我在他们每个人身上都证实了这件事。毫无例外的，每个人的肝脏中，都有或多或少的胆结石。更令人惊讶的是，却只有相对少数的人在胆囊中有胆结石。通过阅读本书你将会了解到，肝脏中的胆结石是你获得并保持健康、年轻和活力的最主要的障碍。肝脏中的胆结石，确实是人们生病并且难以从生病状态中复原的主要影响因素。

不了解肝脏会形成胆结石，也不了解它可能造成的影响，是一个极为普遍的现象。这可能是医疗领域中最大的不幸，无论是对正统医学还是整合医学而言都是如此。

传统医学诊断时，通常侧重血液检查，而忽略了评估肝脏健康与否，以致造成了一个重大缺失。肝阻塞是造成健康问题的主要原因之一，但至今传统医学却甚少提及它，医生们也没有一个可靠的方法来检测或诊断这种阻塞。大多数身体上有某种病痛的人，血液中的肝酶指数可能完全正常，但这个人的肝脏其实已有阻塞情况。血液中的肝酶指数只有在肝细胞严重损伤时才会升高，例如罹患肝炎时。肝细胞中含有大量酶，当肝细胞破损至一定数量时，血液中就会开始出现这些酶。因此在做血液检查时，肝酶指数升高代表肝脏功能异常。然而，在这种情形下，伤害已经造成。在肝脏损伤变得明显之前，慢性肝阻塞事实上已经发生了好多年。

一般的门诊检查几乎从未检查出肝脏中的胆结石，事实上大多数医生甚至不知道它们会在这个部位出现。只有部分最先进的研究大学，例如知名的约翰·霍普金斯大学（Johns Hopkins University）曾在其研究论文及网站中，描述并以图解方式说明了这些结石，称其为“肝内胆结石”。[①]

当你了解了肝内胆结石如何引发或加重各种疾病，以及如何采取简单步骤来移除它们，可以说你已经为自己长久的健康

---

① 在网站上搜索“Johns Hopkins Medical Institutions”，进入“Digestive Disease Library”，点击“Bililary Tract”，选择“Cholangiocarcinoma”，到该页的最底端点击“Next Section”。重复数次，然后将滚动条拉到该页最后一个图表。

和活力迈出了一大步。为自己进行肝脏净化——或者你是位医疗从业人员，替你的病人进行——将会获得极大的回报。拥有一个干净的肝脏，就等于拥有全新的人生。

## 肝脏与你的健康息息相关

肝脏具有直接控制身体内所有细胞生长和作用发挥的功能。细胞的各种失能、失效或异常生长，绝大部分都是因为肝脏未能妥善发挥功能所致。甚至即使肝脏失去了 60% 的效能，其卓绝的设计及“资源”，也还允许它能“正常”地运作，血液指数也“正常”。但对肝脏不正确的认识经常在病人及其医生身上出现。多数疾病的源头都可追溯至肝脏，本书第 1 章即会将重点放在“肝脏”与“疾病”之间至关重要的关联上。

所有的疾病或不健康的症状，都是某种阻塞造成的。举例来说，一条阻塞的血管，无法输送维持正常运转所需的氧气和营养到细胞中，为了生存，这些细胞被迫不得不采取特殊的生存手段。当然，许多备受折磨的细胞因无法挨过这个“饥荒”而死亡；但有些较有弹性的细胞则会通过细胞突变调整到某种“逆转”状态，学习利用代谢废弃物，例如乳酸，以应付它们的能量需求。这些细胞就像一个在沙漠中缺乏饮水的人，饮用自己的尿液，希望依此能够生存下去。细胞突变导致癌症，只是身体最后的挣扎，是身体为了避免因腐败的毒性物质与岌岌可危的器官构造而立即死亡采取的最后一搏。虽然在一般情形下，身体累积有毒废弃物及细胞崩解的自然反应，都会被称为“疾病”。

不幸的是，许多人忽视身体的真正天性，相信这种生存机制是一种“自体免疫性疾病”。“自体免疫”这种说法，是假设身体会企图攻击自己，并尝试自杀，没有比这个假设距离事实更遥远的了。癌化细胞，是因结缔组织、血管壁、淋巴管严重阻塞，导致健康细胞无法接收足够的氧气和其他维持生命所需的营养素而产生的。[①]

此外，更明显的阻塞会严重影响你的健康。例如，大肠阻塞会让身体无法排泄含在粪便里的废弃物。这些粪便停留在肠道下部，会令结肠处在一个有毒环境中。如果这种状况不改善，最后整个身体都会处在有毒的环境中。

肾脏感染及肾衰竭，也应归咎于钙化的石头或肾脏油脂的废弃物累积下来的物质。它们阻塞了肾脏和膀胱内尿液的流动。排尿系统中这类矿物质层的堆积，会导致体液滞留、体重增加，以及十几种疾病症状。

当胸部和肺部累积了酸性、有毒的废弃物，身体就会分

---

① 想要真正了解癌症到底是什么，以及造成癌症的原因，可参考作者另一本著作《癌症不是病：它是一种生存机制》。

泌出黏液将这些有毒物质“困住”。结果空气在肺里就变得很难通过，进而使你感到呼吸困难。一旦你的身体具有高度毒性且阻塞，你就很有可能会感染肺炎。肺部的发炎现象，是为了帮助人体摧毁及移除所有开始腐败或已被分解（形成脓）的受损、虚弱的肺细胞。如果这种阻塞没有以自然的方式清除，或因不良饮食习惯而导致情况更加恶化，这些脓就会被困在肺部组织里。自然地，破坏性的细菌会逐渐繁殖，以协助身体孤注一掷地努力去清除这个由分解的细胞及其他废弃物所组成的阻塞区域，医生称此生存机制为“葡萄球菌感染”或“肺炎”。

如果充满毒性物质、死菌或活菌的浓稠黏液，进入了连接喉咙和眼睛的通道（欧氏管，eustachian tube），就会造成听力减退和耳朵感染。而由高度酸性的食物或饮料所造成的浓稠血液，在流经毛细血管和动脉时也会出现困难，进而导致从简单的皮肤过敏到关节炎或高血压，甚至是心脏病或中风等多种症状。

这类相同或类似的身体阻塞，直接或间接地与肝功能不佳有关——尤其是肝脏或胆囊因累积结石所产生的问题。胆汁硬化所形成的结块，以及这些器官中其他受困的有机或无机物质，均大大地干扰了它们的诸多重要功能，例如消化食物、排泄废弃物，以及解除血液中有害物质的毒性。通过疏通肝脏胆管以及胆囊，体内 60 万 ~100 万亿个细胞就能呼吸更多氧气，吸收更有效且足够的营养，有效率地排除代谢废弃物，并与神经系统、内分泌系统和身体其他部分维持更完美的沟通联结。

## 小心，你的肝脏已积满结石

几乎所有深受慢性病所苦的人，肝脏中都有非常多的胆结石。如果医生让病人做一次肝脏净化，他就能够很轻易地确认这件事。显而易见的是，除非发现了某种特定肝病，否则这个器官很少被认为是造成其他疾病的嫌疑犯。肝脏中多数的胆结石，其成分和在液状胆汁中发现的“无害”成分相同——主要成分都是胆固醇，是由脂肪酸及其他停留在胆管中的有机物质组成的——因而它们很难被X光、超声波和计算机断层扫描（CT）“看出来”。

至于胆囊，情况则不同。这里的结石高达约20%是完全由矿物质，尤其是钙盐和胆色素组成的。因此，诊断检查时，能轻易地检测到胆囊中这些硬化的、相对之下较大颗的石头，而往往容易忽略了肝脏中质地较软、非钙化的结石。只有当以胆固醇为主的结石（含有85%~95%的胆固醇）或其他脂肪结块，因数量过多阻塞了肝脏的胆管时，才有可能被超声波检查出来，其被称为“脂肪肝”。此时，显示在超声波图片上的肝脏几乎是全白的（而不是黑色）。一个富含脂肪的肝脏在因窒息而停止作用之前，可以累积到约 2 万颗结石。

如果你有脂肪肝，去看医生时他会告诉你，你的肝脏脂肪组织过多。他可能还会说，你有肝内结石（阻塞肝脏胆管的结石）。如同前面提到的，肝脏里大多数的较小结石，无法通过超声波或计算机断层扫描检测出来；尽管如此，把这些诊断影像交给专家仔细分析，还是可以看出肝脏里一些较小的胆管是否因阻塞而膨胀。而较大的、密度较大的石头或石块，所造成的胆管膨胀，可以经由核磁共振造影（MRI）发现。然而，除非出现严重的肝脏问题，否则医生很少会去检查这种肝内结石。因此，虽然肝脏是体内最重要的器官之一，但它的功能失常却经常不能及时被诊断出来。

其实脂肪肝或胆管里的胆结石在形成的早期阶段，都能轻易地被辨识和诊断出来，但今日的医疗设备却无法提供任何帮助，来减轻肝脏这个重要器官所需担负的重大责任。

在发达国家中，大多数人的肝脏已堆积了数百颗甚至数千颗硬化的胆汁结石，以及脂肪废弃物。这些石头长期阻塞肝脏胆管，给这个重要器官和身体其他部位造成极大压力。这些结石对肝脏整体功能所造成的负面影响，与它们的构成物质并无关系，无论是你或医生所认为的以矿物质为主的胆结石，还是脂肪废弃物或硬化胆汁的结块，都会妨碍胆汁流动到肠道。最重要的问题是，为什么这么小的问题——胆汁的流动受阻，会造成充（郁）血性心脏病、糖尿病和癌症等复杂的疾病？

肝脏胆汁是一种苦味、碱性的液体，颜色呈黄、棕或绿色。它有多种功能，对身体的每个器官和系统均有着重大影响。除了帮助消化脂肪、钙和蛋白质食物之外，胆汁还必须维持血液中正常的脂肪含量、从肝脏中移除有毒物质、帮助肠道维持适当的酸碱值，以及让结肠不会滋生有害的微生物。为了维持一个强壮、健康的消化系统，并提供适量的营养给身体细胞，肝脏每天要产出约 1.1~1.7 升的胆汁。低于这个数字，消化食物、排泄废弃物，以及身体持续解除血液的毒性等功能，就势必会出现问题。许多人一天只分泌一杯或更少的胆汁，如同本书将说明的，几乎所有的健康问题都是因为胆汁减少而直接或间接造成的。

慢性病患者的肝脏胆管通常都被数千颗胆结石阻塞，有些石头也会在胆囊中形成。通过一连串的肝脏净化，并保持平衡的饮食及生活形态，把这些结石从这些器官中移除，肝脏和胆囊就能恢复它们的原始功能，而身体大多数的不舒服或疾病的症状即会随之缓解。你会发现原本的过敏现象减轻或消失了，背痛会消除，精力会更旺盛，而健康也会获得改善。清除胆管里的胆结石，是你所能采取的最重要、最有效的改善并重获健康的措施。

# 让我们成功清除胆结石

在本书中，你将学到如何以无痛方式一次移除多达数百颗的胆结石。这些结石的大小不等，小如针头或一颗小坚果（核桃），大如一颗高尔夫球。实际的肝脏净化会在 14 小时内发生，周末在家时就能方便地进行。

第 1 章，将详细解释为何胆结石会在肝脏胆管中（包括内部和外部）出现，是健康的最大危害，几乎所有大小疾病的诱因。

第 2 章，会告诉你如何辨识肝脏或胆囊中是否出现胆结石。

第 3 章、第 5 章，则会告诉你如何避免胆结石，以及该如何做才能预防新的胆结石产生。第 4 章，你将学会让身体摆脱胆结石的实际方法。

第 6 章“肝胆净化能带来哪些益处”中，讲解了这个深入的自助方案所可能带来的健康帮助。

在第 7 章你会看到有些人谈及他们自身进行肝脏净化的经验。常见问题收录在第 8 章，里面有许多你可能也会有的疑问。为了从这套方法中获取最大收益，我强烈建议你先读完整本书，再开始进行实际的肝脏净化操作。

最后，祝您在这趟通往终身健康、快乐和活力的旅程中，一路顺风。

第1章

# 肝胆结石

## ——主要的健康危机

超过60%的美国人有体重过重或糖尿病的问题，而有这些情形的女性、男性和小孩，也都会为体液滞留所苦（相较之下脂肪的堆积较少）。

想象一下，你的肝脏就如同一座拥有数千栋房子和数千条街道的城市。埋在地下的导管输送着水、油和瓦斯；下水道系统和垃圾车移除城市内的废弃物；电力线路输送电力到家家户户和各行各业；工厂、运输系统、通信网络以及各式商店，供应所有居民的每日所需。城市的生活组织就这样提供所有资源，以让其中的居民得以持续生存。但若有个重大冲击事件，一次大停电、一场毁灭性的地震，或如美国所发生的“9 · 11”恐怖袭击事件，城市的生活就会突然间瘫痪，居民们会因为缺乏重要物资而生存困难。

如同城市的基础建设一样，肝脏也有数百种不同功能，并与身体其他部位联结。它随时都在制造、处理以及供应大量的营养，并把这些营养供给体内 60 万~100 万亿个细胞。每个细胞本身，都是一个极为复杂的微型城市，每秒产生数百万种化学反应。为了维持身体所有细胞各种不同的、令人惊异的活动不中断，肝脏必须不间断地供应细胞营养、酶和激素。由于静脉、导管及特化细胞（specialized cells）的组成就像个错综复杂的迷宫，因此肝脏必须完全畅通，以维持全身的“生产线”和完整的配送系统正常运作。

肝脏是负责配送和维持身体“燃料”供应的主要器官。此外，它的职责也包括分解复合化学物质与合成蛋白质分子。肝脏的作用就像一个净化设备，它可以使激素、酒精和药物无法发挥作用，也就是改变这些物质在生物学上的活性本质，使它们失去潜在的有害效应。这就是大家熟知的解毒功能。肝脏血管中的特化细胞（枯否细胞），清除了从肠子到达肝脏的有害元素和感染性的有机物，并通过肝脏的胆管网，将这些活动所产生的废弃物排泄出去。

一个健康的肝，每分钟要接收并过滤 1 500 毫升的血液，每天制造约 1.1~1.7 升的胆汁。这能确保肝脏以及身体其他部位的所有活动顺利且有效率地运作。具阻塞性的胆结石，不仅严重地妨碍肝脏解除来自外部的供给物及血液中所产生的有害物质的毒性，也会导致肝脏无法适时传送适量的营养和能量到身体的适当部位。这会破坏体内的平衡，导致体内系统损毁，使器官承受过度压力。

下面这个例子可以帮助我们清楚理解此种被扰乱的平衡状况，就是血液中雌激素及醛固酮（aldosterone）激素浓度的增加。男性和女性都会产生这些激素，它们负责维持体内适宜分量的盐分和水分。当结石阻塞了胆囊和肝脏的胆管，这些激素就无法有效地分解和解毒，它们在血液中的浓度就会上升到一个异常状态，造成组织肿胀及水分滞留。大多数肿瘤科医生认为雌激素升高，是女性乳癌的主因。在男性身上，这种激素的浓度升高，也会导致乳房组织的过度发展和体重增加。

超过 60%的美国人有体重超标或糖尿病的问题，而有这些情形的女性、男性和小孩，也都会为体液滞留所苦（相较之下脂肪的堆积较少）。这些滞留液体会凝集并中和无法被肝脏从身体移除的有毒物质，让体重过重者或糖尿病患者面临一个严重的、可能致命的有毒的危机，例如心脏病、败血病或者严重的感染。同时，组织内液体滞留的副作用，就是造成这些毒物及其他有害的废弃物（代谢废弃物和死亡细胞）沉积在体内的各个不同部位，并进一步阻塞循环和排泄的通道。只要身体储存的有毒物质和废弃物超出负荷，就会出现疾病的症状。

清除肝脏和胆囊内累积的结石（请见图 1–1 和图 1–2），有助于恢复体内平衡、保持体重适宜，并让自己的身体拥有自愈的能力。肝脏净化也是我们所能采取的预防方法中，能让你远离大部分已知或未知疾病的最佳方式之一。

如果你深受下述症状所苦，或有类似情况，那么你的肝脏及胆囊中，就很可能存在大量的胆结石：

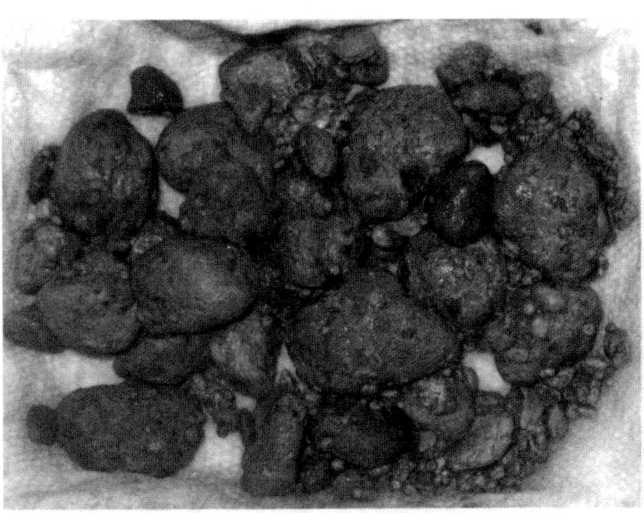

图 1–1　清除出来的胆结石

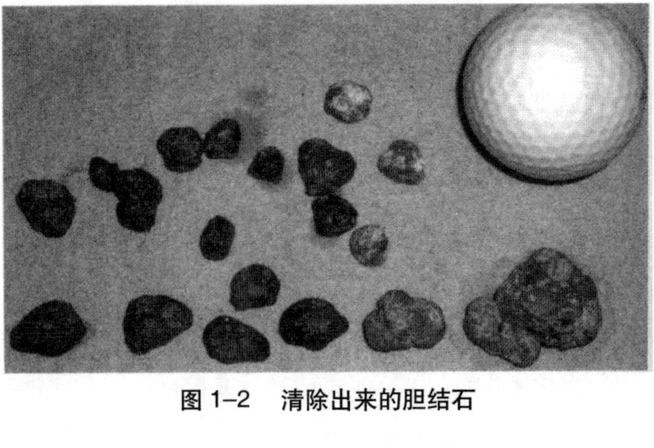

图 1–2　清除出来的胆结石

- ◆ 食欲低落
- ◆ 十二指肠溃疡
- ◆ 食欲强烈
- ◆ 恶心及呕吐
- ◆ 消化问题
- ◆ 易怒、脾气大

- ◆腹泻
- ◆便秘
- ◆粪便呈灰色
- ◆疝气
- ◆肠胃胀气
- ◆痔疮
- ◆右侧闷痛
- ◆呼吸困难
- ◆肝硬化
- ◆肝炎
- ◆大部分的感染
- ◆高胆固醇
- ◆胰腺炎
- ◆心脏病
- ◆大脑疾病
- ◆肌肉强度丧失
- ◆体重过重或过度消瘦
- ◆强烈的肩痛及背痛
- ◆忧郁
- ◆阳痿
- ◆其他的性功能障碍
- ◆前列腺疾病
- ◆泌尿疾病
- ◆激素失衡
- ◆经期及更年期障碍
- ◆视力有问题
- ◆眼皮水肿
- ◆所有的皮肤问题
- ◆黄褐斑，尤其是手背和脸部区域
- ◆晕眩及短时间失去意识
- ◆腿部麻木、麻痹
- ◆关节疾病
- ◆膝盖疾病
- ◆骨质疏松
- ◆糖尿病
- ◆慢性疲劳
- ◆肩胛上方及/或肩胛中间疼痛
- ◆肾脏病
- ◆癌症
- ◆黑眼圈
- ◆面有菜色

- ◆ 多发性硬化症及纤维肌痛症
- ◆ 老年痴呆症
- ◆ 手脚冰冷
- ◆ 上半身体温过高并出汗
- ◆ 头发非常油腻、掉发
- ◆ 伤口持续流血，无法愈合
- ◆ 入睡困难、失眠
- ◆ 做噩梦
- ◆ 关节及肌肉僵硬
- ◆ 忽冷忽热
- ◆ 舌头光滑或上覆白色或黄色舌苔
- ◆ 脊柱侧弯
- ◆ 痛风
- ◆ 五十肩（肩周炎、沾黏性关节囊炎）
- ◆ 颈部僵硬
- ◆ 气喘
- ◆ 头痛及偏头痛
- ◆ 牙齿及牙龈疾病
- ◆ 眼睛及皮肤泛黄
- ◆ 坐骨神经痛

## 胆汁的重要性

如前所述，肝脏最重要的功能之一，就是制造胆汁，每天产量约为 1.1~1.7 升。肝脏胆汁是一种具有黏性，呈黄、棕或绿色的液体，碱性，带有苦味。若缺乏具有效能的胆汁，大多数吃下肚的食物就无法被分解，或只会被分解一部分。举例来说，为了让小肠消化你所摄取的食物，并吸收其中的脂肪和钙质，食物必须先和胆汁混合。一旦肝脏不能有效分泌胆汁，脂肪就无法被适当地吸收，于是那些未被消化的脂肪便停留在肠道里。当未被消化的脂肪随着其他废弃物一起到达结肠时，细菌会将部分脂肪分解成脂肪酸，或与粪便一起排出。因为脂肪比水轻，所以若粪便飘浮在水中即表示其含有脂肪。若脂肪未被有效吸收，钙质也就不会被吸收，血液中就会缺钙，血液便转而从骨头中获取钙质。所以，大多数骨质密度的问题（骨质疏松），事实上是由于胆汁分泌不足及脂肪吸收缺乏引起的，而不是钙质摄取不足。极少医生了解这个事实，因此通常仅是开钙片补充剂给这些病人。

除了分解食物中的脂肪，胆汁也从肝脏中移除有毒物质。胆汁一个较少为人所知但是非常重要的功能，是去除肠道的酸性并洁净肠道。

当肝脏或胆囊中的胆结石严重阻碍胆汁的流动时，粪便的颜色就会变成黄褐色、橘黄色或像石灰一样的白色，而不是正常的绿棕色。

胆结石是不健康的饮食及生活形态的直接产物。如果已排除其他所有造成疾病的因素，但肝脏中仍然出现胆结石，就会造成可怕的健康危机，且可能导致疾病及提早老化。因此，胆结石这个问题，必须被视为一个引发疾病的主要危机或因素。接下来，我们会描述身体里不同器官和系统中如果有结石，将造成哪些后果。当这些结石被移除，整个身体就能回到它正常、健康的状态。

## 消化系统疾病

消化系统（请见图 1–3）的消化道，具有以下四种主要功能：摄取、消化、吸收和排泄。消化道始于嘴巴，经过喉咙、腹部和骨盆腔，结束于肛门。当你用餐时，会开始一系列的消化过程。它被分成两大部分：通过咀嚼食物的“机械式分解”，以及通过酶对食物进行的“化学式分解”。这些酶由消化系统的各个不同腺体分泌。

酶是由蛋白质组成的微小化学物质，它能在不改变自己的情况下，造成或加速其他物质的化学变化。嘴巴里唾腺所分泌的唾液、胃部的胃液、小肠的肠液、胰脏的胰液，以及肝脏的胆汁里，均含有消化酶。

吸收是指食物被消化成小的营养分子后，通过肠壁进入血液及淋巴管，然后被输送到身体的细胞里。

若食物不能被消化或吸收，这些残渣就会变成粪便排出体外，比如植物纤维素（cellulose）。这些残渣也含有胆汁，因为胆汁负责携带红细胞因分解（代谢）所形成的废弃物。将近有 1/3 被排泄出来的残余物质，是由死亡的肠道细菌组成。唯有每天制造出来的废弃物被排干净，身体才能顺畅且有效率地运作。

当消化系统中这些主要活动处于平衡状态，且与身体其他部位协调良好，身体就会健康。相反，当其中有一项或多项功

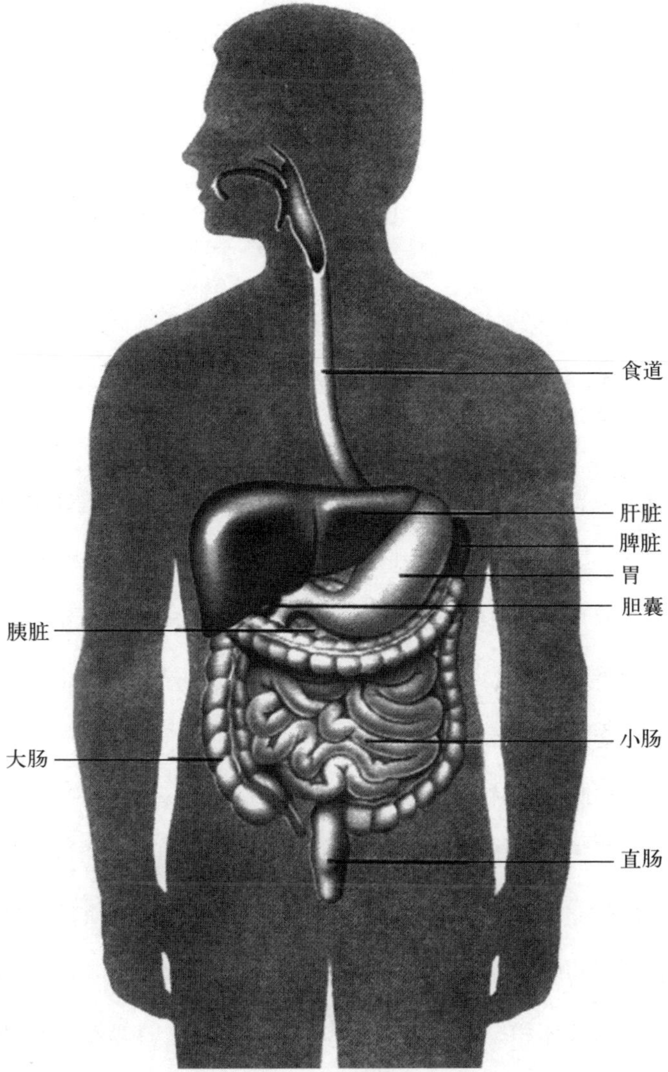


图 1-3 消化系统

能遭受破坏，消化系统和身体其他部位就会出现异常。肝脏和胆囊中出现胆结石，对于食物的消化和吸收系统，以及身体废弃物的清除系统，有着破坏性的影响。

## 口腔疾病

肝脏和胆囊里的胆结石，也要为大部分的口腔疾病负责任。这些结石干扰了食物的消化和吸收，进而使原本要排泄掉的废弃物不得不继续停留在肠道中。而储存在肠道中的废弃物创造了一个有毒、无氧的环境，促使具有破坏性的细菌和寄生虫繁殖，并破坏了机体快速恢复精力、健康组织生存的基本条件。

一旦肠道累积了为数可观的未被消化的废物，嘴部就会产生细菌感染（鹅口疮）和病毒感染（疹）。有害细菌企图分解部分废弃物，却不可避免地制造了强力的毒性。这些毒性物质一部分被吸收进血液和淋巴液中，并被带到肝脏；一部分则继续留在肠道内，而这正是肠道内壁（始于嘴部，终于肛门）一个持续的过敏原。最后，肠壁开始发炎，并形成溃疡性的伤害。受损的肠组织开始“邀请”越来越多微生物到这个受伤现场，一同破坏和抛弃所有虚弱和受损的细胞。这就是我们所谓的“感染”。

感染是一种自然界中随处可见的现象，当有物质需要被分解时一般都会发生感染。细菌不会去攻击——也就是感染某种干净、有活力、健康的东西，例如挂在树上营养充足的水果。唯有当水果变得过熟、缺乏养分，或掉落到地面时，细菌才能开始进行“清除”的工作。而在分解食物或果肉时，细菌会产生毒性。你可以通过它们难闻的气味及酸性的特质，来辨认它们。当细菌在肠道中未被妥善消化的食物上进行作用时也会发生同样的情形。如果这种情形日复一日、月复一月不断发生，所累积的毒性就会导致疾病出现。

罹患鹅口疮，表明有大量的细菌分布在消化道，包括口腔区域。虽然引发鹅口疮的主要来源是在肠道，但它反应在嘴巴里，因为那里的黏液内层不像消化道下半部一样发达且具抵抗力。人体大部分的免疫系统位于消化道里的黏液内层，因此出现鹅口疮，表明身体对抗疾病的整体免疫系统十分虚弱。

疹，医生们认为它是一种病毒性疾病，类似鹅口疮，但有别于细菌攻击细胞外部，病毒会攻击细胞核或细胞内部。在这种情形下，“攻击者”只会针对虚弱、不健康的细胞进行攻击——也就是那些已经受损或失去功能，且即将癌化的细胞。如同这种生存模式，被胆结石集结起来的大量细菌和病毒，会通过分泌出来的胆汁离开肝脏，并影响那些抵抗力最弱或已经衰败的身体部位。要谨记在心的是，细菌不会主动感染身体，除非身体需要它们的协助。肠道需要胆汁来保持清洁干净，若缺乏胆汁，肠道就会选用另一个移除有害废弃物的最佳解决之道，即雇用有害细菌。

胆结石也会导致口腔产生一些其他问题，因为它们会限制胆汁的适当分泌，接着，会降低你的食欲，减少口腔唾腺分泌唾液。而唾液是清洁口腔，并保持口腔组织湿滑及柔软的必要物质，若唾液分泌不足，破坏性的细菌就开始入侵口腔，进而导致蛀牙、牙龈受损，以及其他的牙病。然而，需要说明的是，细菌并不会造成蛀牙；这些细菌只会侵入那些已经阻塞、营养不良、酸化的口腔。

嘴巴里有苦味，是因胆汁回流到胃部，由胃部再逆流至嘴巴造成的。当肠道严重阻塞时（例如持续便秘时）就会发生这种情况。肠道里的东西不但没有正常地往下移，并排出体外，部分还会往回跑，接着就可能迫使胆汁、细菌、毒气、有毒物质以及其他刺激性物质，进入消化道的上半段。口腔里的胆汁，会大大地改变唾液的pH值（酸碱平衡），限制它的清洁功能，进而让口腔容易受到细菌的感染。

下嘴唇的口腔溃疡，代表大肠里正在经历类似的发炎过程。反复出现的溃疡（任一边嘴角）说明有十二指肠溃疡（请见下一节“胃部疾病”）。舌头溃疡，则视它们位置的不同，代表消化道中相应部位的发炎，例如胃、小肠、阑尾或大肠等。

## 胃部疾病

如同先前已经提过的，胆结石和持续的消化问题，会导致胆汁和胆汁盐回流到胃部。这种情况大大地改变了胃液的成分和胃里产生的黏液的量。黏液是为了保护胃的内壁，防止盐酸造成的破坏性影响。这个保护“盾牌”一旦被打破或消失，就会形成众所周知的胃炎。

胃炎可能以急性或慢性的状态发生。若胃的表皮细胞接触到酸性胃液，细胞就会吸收氢离子，导致细胞内部的酸性增加，抵消它们的基础代谢过程，并造成发炎反应。更严重的情形是，在黏膜处发生溃疡（消化性或胃溃疡）、出血和胃穿孔（溃疡完全穿透胃部或十二指肠，使其内含物进入腹膜腔）。

当胃酸离开胃部侵蚀了十二指肠内层时，就产生所谓的十二指肠溃疡。大多数情况下，这些酸性物质异常的高。吃得太多会导致胃酸大量分泌，加上不适当的食物结石，常会干扰酸性物质的平衡。胃食道逆流，一般被称为“胃灼热”，是指胃酸往上回流至食道，造成食道脆弱的组织受到刺激及伤害。与一般看法相反，这种状况并不是因为胃部制造了太多盐酸，而是由于废弃物、有毒物质以及胆汁，从肠部回冲到胃部。在很多情形下，之所以产生胃灼热，是因为胃部制造了太少的盐酸，迫使食物在该处停留太久，因而发酵。服用制酸剂只会进一步削弱对食物的消化能力，而对胃及胃肠道的其他部位造成更大的伤害。

造成胃炎和胃灼热的大部分原因，已经可以确定，包括过度饮食、摄取油炸食物、过度饮酒、大量抽烟、每天饮用咖啡、喝汽水、摄食大量动物性蛋白质和动物性脂肪，以及接触X光、细胞毒性物质、阿司匹林和其他抗炎药物。此外，食物毒性、过度辛辣的食物、冰饮料、脱水，以及情绪压力，也会造成胃痛。这些因素还会致使肝脏及胆囊中形成肝结石，因此开启了一个致命的循环，对整个消化道造成重大破坏。最后，可能出现致命的胃肿瘤。

现今的大多数西医认为，胃溃疡是由幽门螺旋杆菌造成的。用抗生素来对抗这些细菌，通常能产生较好疗效。虽然这种疗法无法防止溃疡再复发，却有很高的“痊愈率”。然而这种“痊愈”，却有十分严重的副作用。

感染幽门螺旋杆菌的唯一情况是，平常无害的细菌削弱并损伤了胃细胞。事实上，大多数人的体内都有这种细菌，却丝毫不会为它所困扰。这就衍生了一个重要的问题：为什么同样的细菌会造成某些人的溃疡，却对某些人没有影响？正如前面所提到的，肝脏及胆囊中的胆结石会造成肠道阻塞，进而导致胆汁及毒性物质经常性地回流至胃部，伤害大量的胃细胞。抗生素同样会破坏胃里细菌的天然生态，包括那些正常地帮助分解受损细胞的细菌。虽然使用抗生素能使症状快速缓解，但它也会永久降低胃的功能，让身体无法面对比处理溃疡更大的挑战。治疗没有所谓的快捷方式；换句话说，多数胃部疾病会在所有的胆结石被清除、我们确实遵守并采取健康的饮食方式及平衡的生活形态之后消失。

## 胰脏疾病

胰脏是个小腺体，头端位于十二指肠的弯曲处。它的主要导管与胆总管相连，形成了所谓的胆管壶腹部。壶腹部在十二指肠的中心点进入十二指肠。除了分泌胰岛素和胰高血糖素（升糖素）之外，胰脏也会制造胰液，它含有可消化碳水化合物、蛋白质和脂肪的酶。当胃部的酸性物质进入十二指肠后，会与碱性的胰液和胆汁结合，创造出一个适当的酸碱平衡环境，这种状况下的胰酶是最有效的。

肝脏和胆囊的胆结石会让胆汁的分泌每天减少 1 升或更多，大概只剩一小杯或更少。如此将严重地干扰消化过程，尤其是当吃了脂肪或含有脂肪的食物时。接着，十二指肠的pH值会降低，因而限制了胰酶的活动，同时也影响到小肠酶的分泌。最后的结果是，食物只被消化了一部分，未被完全消化且充满在胃里的含盐酸的食物，则会对整个肠道造成刺激、腐蚀性的影响。

如果胆结石从胆囊进到壶腹部，也就是胆总管和胰管交会处（请见图 1–4），将会阻碍胰液的释放，而胆汁则会跑进胰脏。这会引发大量分解蛋白质的胰酶，正常情况下，它只会在十二指肠被活化，但现在却在胰脏里就被活化了。这些酶会消化一部分的胰脏组织，导致感染、化脓以及局部性的血栓。这种情况就是所谓的胰腺炎。

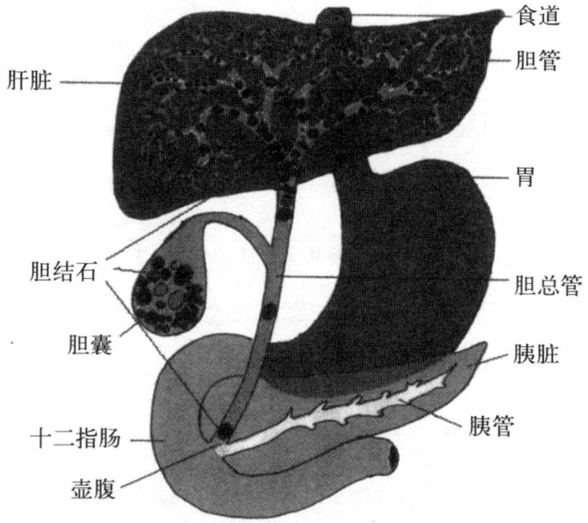


**图 1–4　肝脏及胆囊中的胆结石**

胆结石阻塞了壶腹部，使得细菌病毒和毒性物质进入胰脏，对胰脏细胞造成进一步的破坏，最后导致恶性肿瘤。肿瘤最常发生在胰脏顶端，因而限制了胆汁和胰液的流动。这种情况通常伴随着黄疸。（详情请见下文“肝脏疾病”。）

肝脏、胆囊和壶腹部的胆结石，也会引发糖尿病——无论是胰岛素依赖型，还是非胰岛素依赖型。我的病人，所有被诊断出有糖尿病的，包括小孩，他们的肝脏里都有大量结石。只要他们遵循健康的每日养生法，并避免食用动物性产品（请参见第 3 章“摄取过多蛋白质”部分），每一次的肝脏净化，都能改善他们的状况。

## 肝脏疾病

肝脏是人体内最大的腺体，重达 1.36 千克，悬浮在肋骨后、腹腔的右上侧，宽度大约与整个身体等宽。它负责了上百种不同的功能，是体内最复杂且活跃的器官。

因为肝脏要负责处理、转换、输送，以及供应维持身体正常运转所需的“燃料”（例如营养和能量），因此任何干扰这些功能的物质，都会对肝脏和身体造成严重且有害的影响。而最强大的干扰，则来自于胆结石。

除了制造胆固醇（胆固醇是形成器官的细胞、激素及胆汁的必要物质），肝脏也制造能够影响身体功能、成长或疗愈的激素及蛋白质。

此外，它也制造新的氨基酸①，且将既有的氨基酸转换成蛋白质。这些蛋白质是细胞、激素、神经传导物质、基因等的主要材料。肝脏的其他功能，包括分解老化、破损的细胞，回收蛋白质和铁质，储存维生素和营养。胆结石对这些重要任务而言，是个灾难。

除了分解血液中的酒精，肝脏也会分解有毒物质、细菌、寄生虫以及化学药物中的某些成分。它会利用特殊酶，将废弃物或有毒物质转换成能被安全排出身体的物质。除此之外，肝脏每分钟过滤超过 1 升的血液。大多数过滤的废弃物，会通过胆汁流动而离开肝脏。若胆管被胆结石阻塞，肝脏毒性就会提高，并发生肝病。而且，肝脏会分解药物，一旦人吃了西药，病情会变得更严重。胆结石的出现，让肝脏无法进行解毒工作，即使只服用“正常”剂量的药物，也会造成剂量过大和毁灭性的副作用。这也意味着肝脏可能会被药物分解时产生的物质伤害。而未被肝脏适当解毒的酒精，也会严重地伤害或影响肝脏细胞。

很多肝病，是因为胆结石阻塞了胆管而产生的。胆结石破坏了肝小叶的结构（请见图 1–5），而这些肝小叶是构成肝脏的主要单位（共有 5 万个以上这样的单位）。流出以及流入这

---

① 从婴儿的第一口呼吸开始，身体就会从空气中所含的氮、碳、氧及氢原子中，制造氨基酸和蛋白质。

些小叶和它们的组成细胞的血液，循环会变得越来越困难。因此，肝细胞缩减胆汁的产量，神经纤维也受到损坏。胆结石导致的长时间阻塞，伤害或毁坏了肝细胞以及肝小叶后，纤维组织会逐渐取代受损的细胞，造成更进一步的阻塞，肝脏的血管压力也随之增加。如果再生的肝细胞无法跟上损伤的速度，就不难预见肝硬化的发生，而肝硬化通常会导致死亡。

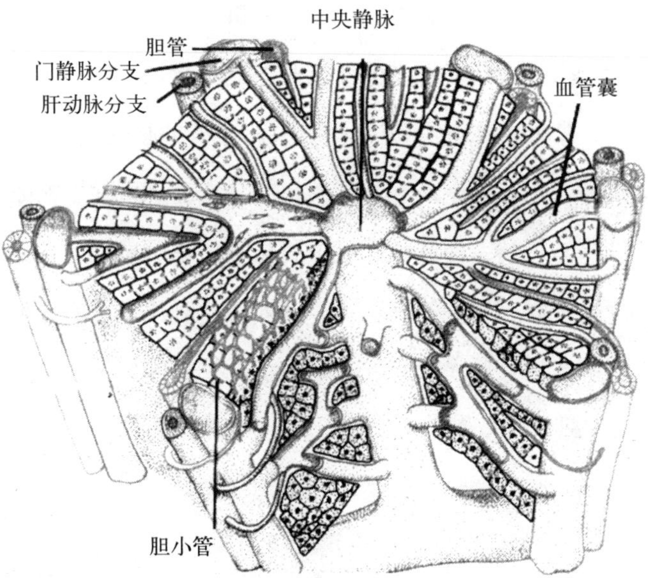


**图 1–5　肝小叶**

当阻塞损坏了大量的肝细胞，致使这些用来实现器官最重要且关乎性命的功能的细胞不足时，就会发生肝衰竭。肝衰竭产生的后果包括：困倦、混乱、手部震颤、血糖下降、感染、肾脏衰竭，以及体液滞留、血流不止、昏迷及死亡。然而，肝脏从重大损伤中恢复的能力也十分惊人。一旦病人通过肝脏净化排除了所有的胆结石，且不再饮酒和服用西药，即使许多肝细胞在生病期间已经受损，通常他的症状也能得到很大缓解。当细胞再度生长，它们会以一种有秩序的状态维持肝脏功能的正常运作。这是可能发生的（与肝硬化相反），因为肝衰竭中，肝脏的基本构造在本质上并没有被损坏。

发生急性肝炎，则是因为整个肝脏的细胞开始死亡。胆结石藏匿了大量会侵犯并感染肝细胞的病毒物质，因而造成细胞变异。当胆结石的数量和尺寸增加，更多细胞受感染并死亡，整个小叶开始瓦解，血管也开始扭结。这会严重地影响血液流至肝细胞的循环。而肝脏胆管中胆结石阻塞所造成的变异，也会影响肝脏以及它整体的表现。例如，只有在多年的肝脏胆管逐渐闭塞之后，肝癌才会发生。这个道理也同样适用在一些开始在消化道、肺部或乳房上生长，进而扩散到肝的肿瘤上。

当肝小叶的胆结石阻塞达到某种程度时，就会引发多种肝炎（A型、B型、非A型及非B型），即使在幼年时期，也会出现肝炎情况。现代人经常过早地将联结新生儿与母亲的脐带剪断或夹住，让孩子只保留所需血液量的2/3。事实上，在婴儿出生后的第一个小时内，许多毒物会经由胎盘过滤掉，此时婴儿几乎没有抗体保护他对抗疾病。而脐带通常会在40~60分钟后，才完全停止抽动。太早切断脐带，是一个医疗上的疏忽，可能会让婴儿的肝脏从一开始就受到影响，并让他们在儿童时期就产生胆结石。接着，就会导致肝脏的感染。

一个健康的肝脏和免疫系统，必须能够彻底地摧毁病毒物质，无论这些病毒是来自外部环境，还是已通过某种方式进入血液中；因此有很多人接触到这些病毒，却没有生病。事实上，这些原本生存于身体外部的病毒，大部分都会进到我们的身体里。一旦肝脏被大量的胆结石阻塞，就会变得具有毒性，进而成为一个有利于病毒活动的环境。病毒是细胞内的寄生虫，它们进入宿主细胞，且接手宿主的细胞机制，以制造新的细胞分子（现在也已证实，细胞内的细菌可以引发病毒），但病毒不会随意地发展或攻击细胞。与一般的认知相反，事实上病毒会去“劫持”虚弱且严重受损的细胞核，以防止它们产生变异。然而，不是所有的病毒都会成功，因而引发肝癌，所以它们会出现在癌细胞里，但不应该因此被误会是它们引发了癌症。

胆结石会聚积大量的活病毒。有一些病毒会自由分解，并进入血液中，因而形成慢性肝炎。从被胆结石阻塞的胆管扩散而来的细菌，会“启动”非病毒性的肝脏感染，而不是“造成”感染。

胆管中的胆结石，也会削弱肝脏处理有毒物质，例如氯仿、细胞毒性药物、合成类固醇、酒精、阿司匹林、真菌、食品添加剂等的能力。当这种情况发生时，身体会对可预料的有毒物质，以及其他含在无数药物中的不可预料的有毒物质过敏。大部分过敏即是源于此。此种情况下，服用西药产生的毒副作用，也会大大增加，而这些副作用可能连食品药物管理局都不知道。

常见的黄疸，即是因胆结石卡在通往十二指肠的胆管中，且（或是）因为胆结石和纤维组织破坏了肝小叶的结构而形成的。胆汁流经胆小管时受阻，肝细胞无法与其结合并分泌胆色素（也就是胆红素），结果，血流中就会堆积胆汁和其他形成胆汁的成分。当胆红素开始在血液中累积时，就会使皮肤染上颜色。当皮肤和眼睛巩膜上的黄颜色变明显时，其血液中的胆红素浓度大概已是正常情况的 3 倍以上。无法结合的胆红素，会毒害大脑细胞。由胆管阻塞而在胰脏顶端所造成的肿瘤，也会形成黄疸。

## 胆囊和胆管的疾病

肝脏分泌胆汁，并通过两条肝脏导管进入总肝管。总肝管在约有 3.8 厘米处与胆囊管会合，连接至胆囊。胆汁继续往前流，经由胆总管进入肠道。但大部分会先进入胆囊。胆囊是一个梨形囊状物，突出于胆管之上，附着在肝脏的后侧。(请见图 1–6)

一个正常胆囊一般可以保有 60 毫升的胆汁。不过，胆囊内的胆汁，其浓稠度与在肝脏中并不相同。在胆囊中，胆汁中大部分的盐分和水分会被再度吸收，因此会减少到原本 1/10 的量。胆汁盐（与一般的盐不同）不会被吸收，意味着它们的浓度会增加将近 10 倍。而同时，胆囊会释出黏液到胆汁中，将它转变成一种浓稠的黏液状物质，它的高浓度使胆汁成为强而有力的消化帮手。

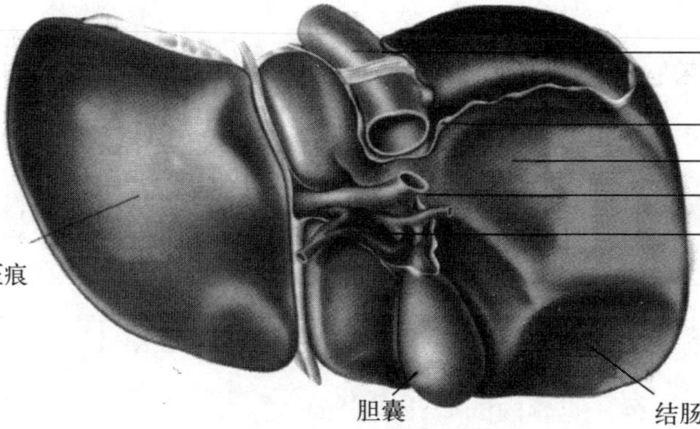


图 1–6　胆囊的位置

当酸性物质和大部分蛋白质从胃进入十二指肠时，胆囊的肌肉壁会挤压并喷出胆汁。当含有大量脂肪的食物进入十二指肠时，胆囊也会有很明显的活动。身体会利用胆汁中的胆汁盐，使脂肪乳化并进行消化。一旦胆汁盐完成它们的工作，在乳化的脂肪被肠子吸收后，它们会往下移动到肠子。它们大多数会在小肠的最末段（回肠）被吸收，并被带回肝脏。回到肝脏后，胆汁盐会再度被聚集到胆汁中，接着进入十二指肠。肠道阻塞会严重影响胆汁制造和脂肪消化。而胆汁中，胆汁盐浓度减少会造成胆结石，使大量脂肪无法被分解，对肠道环境造成重大伤害。

胆囊中的胆结石主要由胆固醇、钙或胆色素（例如胆红素）组成。胆固醇是最普遍的成分。但很多结石的成分都很复杂，还含有胆汁盐、水分、黏液以及毒性物质、细菌，有时还会有死亡的寄生虫。

一般而言，胆囊中的结石从开始出现，长到被我们注意到，大约需要 8 年的时间。大的结石一般都会钙化，能够通过辐射线或超声波方式被检查出来。根据测量结果，在胆囊中发现的胆结石，大约 85%约有 2 厘米长（请见图 1–7），虽然有些会大到 5~8 厘米（请见图 1–8）。如同我们在第 3 章会解释的，这种结石在胆囊内的胆汁变得太过饱和，且它未被吸收的成分开始硬化时，就会形成。

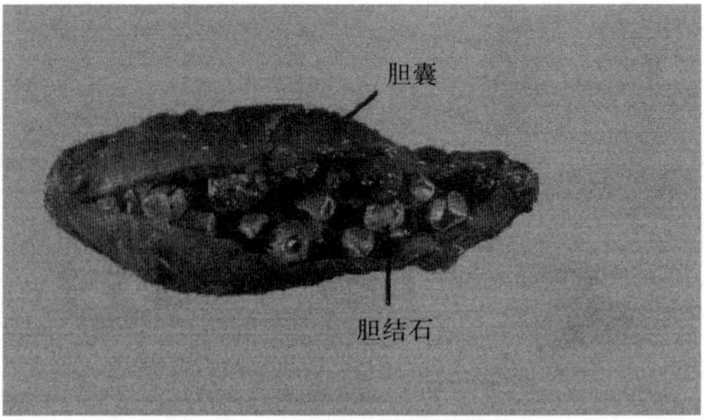


图 1–7　胆囊切面呈现的胆结石

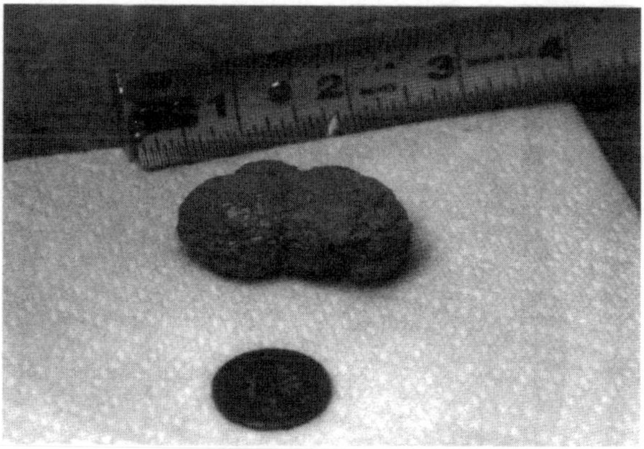

我太太第 9 次肝脏净化时，在无痛的状态下排出这颗巨大的钙化胆结石。我亲自检查并将它拍摄下来。这颗结石散发出前所未有的臭味。

图 1–8　钙化的结石

如果胆结石滑出胆囊，并对胆管或胆总管造成影响，那么胆管的内壁就会产生非常强烈的抽搐。这种收缩有助于将结石往上推，但也会造成强烈的疼痛，也就是大家知道的胆绞痛，而且可能会伴随着胆囊膨胀。如果胆囊里有胆结石，就会产生极度痛苦的肌肉收缩。

胆结石会对胆囊的内壁造成刺激，引起发炎，无论是胆管还是胆总管都会受到影响。这种情况被称为胆囊炎，有时还会伴随着细菌性的感染。胆囊和十二指肠之间的组织发生溃疡，是非常普遍的事，会伴随着瘘管形成及纤维性黏液。

胆囊疾病一般都源自肝脏。当肝脏胆管形成胆结石，且最后发展成纤维组织，破坏肝小叶的结构，门静脉的静脉血压就会开始上升。如此一来，会增加将胆囊的静脉血排到门静脉的“胆囊静脉血压”。若胆管无法完全排出废弃物，会造成组成胆囊的组织内有酸性废弃物。这会逐渐降低胆囊的耐力及表现，接着，形成含有矿物质的胆结石就只是时间上的问题。

## 肠部疾病

小肠连接着胃部幽门的括约肌，长度为6~7米。它连接着大肠。大肠的长度约1~1.5米。小肠分泌肠液，以充分消化碳水化合物、蛋白质和脂肪，也会吸收滋养和维持身体运转所需的养分，保护身体不被在胃里盐酸的抗菌行动中存活下来的微生物感染。

当酸性食物（食糜，指食物经胃消化所形成的浆状物）从胃部进入十二指肠时，首先会与胆汁和胰液混合，然后与肠液混合。肝脏及胆囊里的胆结石会明显降低胆汁的分泌，并削弱胰酶消化碳水化合物、蛋白质和脂肪的能力；进而，会让小肠无法适当地吸收这些食物中的营养分子（例如，碳水化合物中的单糖类、蛋白质中的氨基酸，以及脂肪中的脂肪酸和甘油）。这种吸收不完全的情况，会导致营养不良及饥饿感。

既然肠道中的胆汁，是吸收生命所需的脂肪、钙质和维生素K的必要物质，那么胆结石就可能造成足以威胁生命的疾病，例如心脏病、骨质疏松及癌症。肝脏利用脂溶性维生素K，制造血液凝结因子，所以如果缺乏维生素K，就会造成出血性疾病。当身体在消化既有的脂肪上出问题时，由于胆汁、胰脂肪酶和胰腺脂肪供应不足，也会无法完全吸收维生素K。所以遵行低脂或无脂饮食也对身体有害，是有道理的。

钙质是硬化骨骼及牙齿、凝结血液以及强化肌肉机制的必要元素，也是身体在最重要的维持生命正常运转活动中，所需的矿物质之一。而胆汁分泌不足，会妨碍钙质的吸收。

适用于维生素K的原理，也同样适用于其他脂溶性维生素，例如维生素A、E和D。唯有在脂肪正常吸收的情形下，小肠才能有效地吸收维生素A和胡萝卜素。若未能有效地吸收维生素A，上皮细胞就会受损，这些细胞是形成体内所有器官、血管、淋巴管等的必要部分。维生素A也是维持双眼健康、对抗或降低微生物感染的必要物质。维生素D是钙化骨骼和牙齿的必要元素。[①]我们必须了解一件非常重要的事：仅仅补充这些维生素，并无法解决维生素缺乏的问题。

总而言之，少了正常的胆汁分泌，身体就无法消化与吸收足够的维生素，进而会对循环系统、淋巴系统及泌尿系统，造成大幅度的伤害。

---

① 要获得足够的维生素D，唯一真正安全的方法，是多晒太阳及摄取某些食物。

未被适当消化的食物，会在小肠及大肠中发酵、腐败，并招来大量的细菌，帮助加速这个分解过程。这些被分解的食物通常毒性很大，细菌分泌出来的产物也是。这些都会对黏膜造成强烈刺激，而黏膜是身体对抗致病因子的第一道防线。因此，经常接触这些有毒物质，会损坏身体的免疫系统，而免疫系统有 60%位于肠道。若小肠和大肠持续负载过多各种毒物，将会引起一大堆疾病，包括腹泻、便秘、肠胃胀气、克罗恩病、溃疡性大肠炎、憩室炎、疝气、息肉、痢疾、阑尾炎、肠扭结和肠套迭以及良性和恶性肿瘤。

充分的胆汁流动，能令食物被完全地消化、吸收，且对整个肠道有良好的清洁作用。身体的各个部位都依靠消化系统提供基本营养，并有效地排除废弃物。而肝脏及胆囊中的胆结石，会大大地干扰这两个重要的过程。因此，即使它们不是所有病痛的起因，至少也是影响身体健康的大多数疾病的成因。排除胆结石，有助于让消化及排泄功能正常化、改善细胞的代谢状况，并维持整个身体的平衡。

## 循环系统疾病

如上所述，我将循环系统分成两个主要部分，血液循环系统和淋巴系统。

血液循环系统由起到水泵功能的心脏和血管组成，血管是血液循环的管道。

淋巴系统包含淋巴结及淋巴管，淋巴管负责输送无色的淋巴液。身体内的淋巴液比血液多 3 倍，淋巴液会带走细胞的废弃物与细胞残骸，并将它们移出体外。

所有的免疫细胞，都利用淋巴系统作为主要的循环系统，包括巨噬细胞、T 细胞、B 细胞、淋巴球等。畅通无阻的淋巴系统，对维持强大的免疫力及体内平衡是绝对必要的。

## 冠心性疾病

美国死于心脏病的人数，多于其他疾病。虽然心脏病看起来是突然发生的，然而事实上，它却是一种疾病多年累积之后的最后爆发。这就是众所周知的冠心病。在 1900 年以前，几乎没有人因这种疾病而死亡，但在这之后，它却席卷了多数繁盛的国家，因此我们要说，是现代化的生活形态、非天然食物、失衡的饮食习惯，造成了现今心脏病盛行的状况。然而，早在心脏开始失去功能之前，肝脏就已失去它大部分的维生功能了。

肝脏影响了包括心脏在内的整个循环系统。事实上，肝脏是心脏最强大的保护者。在正常情形下，肝脏能完全分解并净化来自消化系统的十二指肠、脾脏、胰脏，且通过门静脉的静脉血液中的毒素。除了分解酒精，肝脏也会去除有毒物质，例如由微生物制造出来的毒性。它还会杀死细菌和寄生虫，并在特定酶的协助之下抵消某些有毒成分。肝脏最巧妙的功能之一，是移除氨基酸的含氮部分，因为在形成新的蛋白质时，并不需要氮气。它将这个废弃物，转换成尿素，经由尿液排出体外。肝脏也会分解身体受损细胞的核蛋白质（细胞核）。这个过程的副产品尿酸，也经由尿液排泄出去。

肝脏每分钟过滤超过 1 升的血液，只留下酸性的二氧化碳，并通过肺部排出。（请见图 1–9）

血液经过肝脏净化之后，会通过肝静脉进入下腔静脉，并由此直接到达心脏的右侧。这样，静脉血液会被带到肺部，在这里进行气体交换：二氧化碳会被排出，氧气会被吸收。离开肺部之后，携氧的血液流经心脏左侧，在此注入主动脉，由主动脉负责供应携氧的血液给所有的细胞。

肝脏胆管内的胆结石，破坏了肝小叶的基本结构。接着，供应这些肝小叶的血管会形成扭结，使内部的血液供应大大减少，以致肝细胞受损，有害的细胞残骸进入血流中。这进一步削弱了肝脏为血液解毒的能力。最终结果就是，越来越多的有害物质滞留在肝脏及血液中。阻塞的肝脏会妨碍静脉血流向心脏，导致心悸，甚至心脏病。很显然，未被肝脏中和的有毒物质，最终会伤害心脏和血管网。

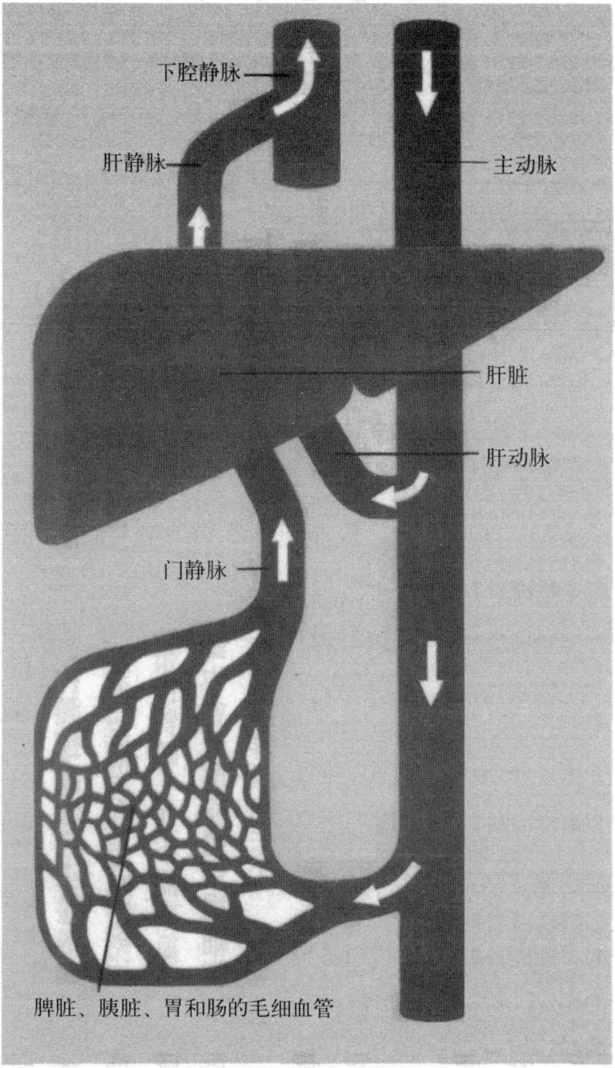


图 1–9　肝脏过滤血液的方式

这种情况产生的另一个结果，就是死亡细胞（每天约300亿个）产生的蛋白质和未被利用的食物蛋白质无法被分解，因而增加了血液中蛋白质的浓度。于是，身体会试着将这些蛋白质储存在血管壁的基底膜中（下面会针对这点加以解释）。一旦身体储存蛋白质的能力耗尽，所有血液带来的蛋白质就会持续留在血流中，造成红细胞数量增加（称为血容积比）到一个不正常的程度。同时，血流中的血红素浓度也会增加，使得皮肤，尤其是脸部和胸部，呈现红色（血红素是一种在肺部与氧气结合，并将氧气输送到全身细胞的结合蛋白质）。结果红细胞变大，无法通过毛细血管网的微小血管壁。很显然，这会造成血液变稠、流动趋缓，因而增加了它结块（血小板黏在一起）的可能性。

形成血凝块，被视为引发心脏病或中风的主要危险因素。因为脂肪不具有凝结能力，所以凝结的主要是血液中的高浓度蛋白质。研究人员发现，同型半胱氨酸（HC）这种含硫氨基酸会损伤动脉形成微小结块，加速了心脏病和中风的发生。要注意的是，在评估心血管疾病时，同型半胱氨酸的预测准确性比胆固醇还要高出40倍。同型半胱氨酸由氨基酸蛋氨酸（methiorine）的正常代谢形成——当我们吃了大量的红肉、牛奶和乳制品时会产生。血液中的高浓度蛋白质，阻碍了重要养分——尤其是水、葡萄糖和氧气被持续输送到细胞。血液中的过剩蛋白质，也要为血液脱水，即血液变稠负责，这是引发高血压及心脏病的主要原因之一。更进一步，这些蛋白质妨碍了基础代谢废弃物的完全排泄。所有这些因素结合在一起，会迫使身体的血压升高，这种情况就是所谓的高血压。这是为了尽量减少因血液变稠而产生致命影响的应变措施，可让富含养分的足够血液在阻塞的身体中循环。虽然相较于通过药物来降低血压，这种救命的反应机制可能是个较好的方向，然而，在已危及性命的情况下，这种做法会严重压迫血管并造成损伤。优秀的健康专家目前将高血压药视为造成充（郁）血性心脏衰竭以及其他退化性疾病的主要原因之一。充（郁）血性心脏衰竭是一种最终指向死亡的慢性疾病，让你每动一下、呼吸一次、说出每个字，都要花费极大的力气，即使一个非常简单的任务身体也很难完成。

为了避免突发性的心脏病，身体所采取的首要且最有效的方法，是将过剩的蛋白质带离血液，并将它们暂时储存在其他地方。(请见图 1–10)

唯一可让蛋白质大量累积的地方，是血管网——毛细血管壁能够吸收大多数过剩、未被利用或无用的蛋白质。身体将可溶解的蛋白质转换成胶原纤维——它是百分之百的蛋白质，并将它们储存在血管壁的基底膜中。基底膜在它储存蛋白质的能力用尽之前，具有增加其浓度达 8~10 倍的能力。在血管壁中

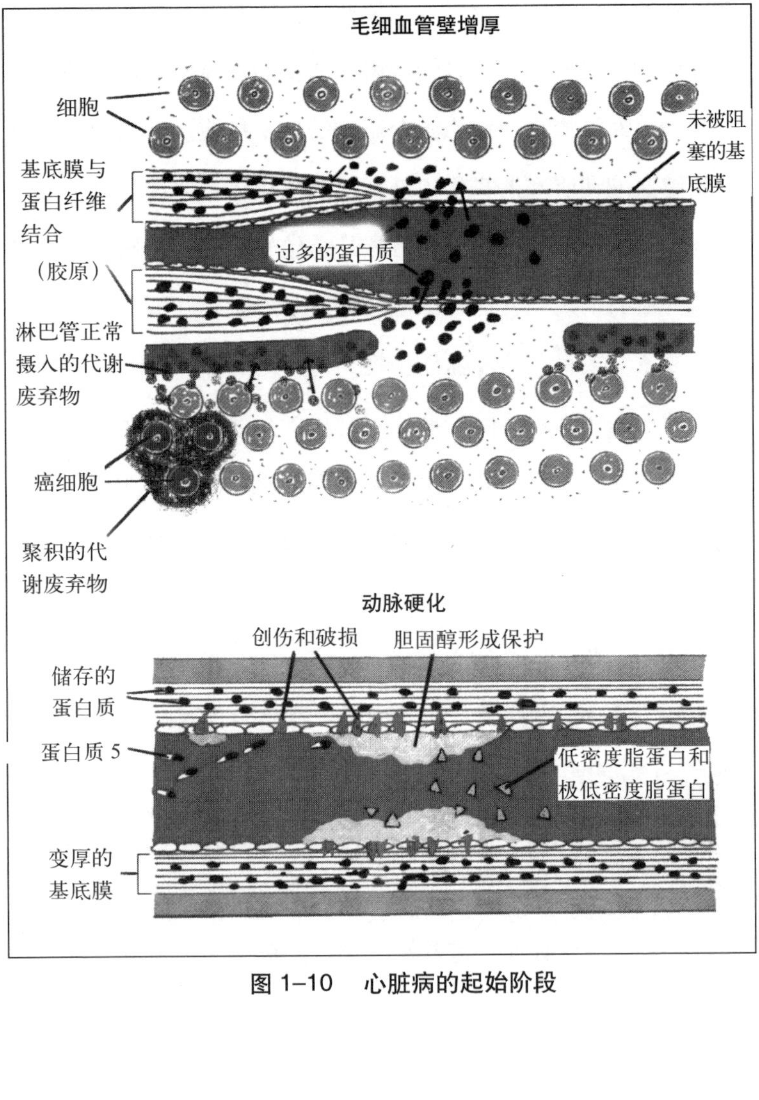


图 1–10　心脏病的起始阶段

储存蛋白质，也意味着身体无法再传送氧气、葡萄糖和细胞所需的其他营养。细胞（包括修补心脏肌肉的细胞）被这种“饥荒”影响，就会造成心肌无力，降低心脏效能。接着，它会导致退化性疾病，包括糖尿病、纤维肌痛症、关节炎以及癌症。只要心脏受到影响，整个身体就会遭殃。

一旦毛细血管壁无多余的空间来存积过剩的蛋白质，动脉的基底膜就开始自行吸收蛋白质。这样的益处是，至少血液仍可维持一段时间的适宜稀薄度来避免心脏病。然而，这样一个预防猝死威胁的方法，却也同样会伤害血管壁（只有战斗或逃跑这样的身体反应机制和一般感冒或腹泻，才不会有明显的副作用吧）。动脉血管壁的内层，会变得粗糙且肥厚，就像是水管锈蚀一样。进而裂痕、伤口及溃疡，会在各个不同的地方出现。

较小的血管损伤，会由血小板来处理。这些微小的血液分子会释出血清素这种激素，收缩血管并减少流血。然而，较大的伤口，比如会在生病的冠状动脉中看到的典型伤口，就无法单靠血小板来进行修补，它们需要身体更复杂的凝血过程。如果一个血块脱落，它会进入心脏并造成心肌梗死，一般称为心脏病；跑到大脑血管，会造成中风；若血块进入输送血液到肺部的动脉开口处，就可能致命。

为了避免这种危险，身体会利用整个“军械库”来进行急救，包括释出血液的脂蛋白 5（lipoprotein 5，简称LP5）及胆固醇。脂蛋白 5 具有浓稠的特性，就像绷带一样，能在动脉内的伤口和溃疡上，形成一个坚固的封膜。

身体第二个同样重要的急救措施，是把特殊种类的胆固醇附着在动脉受伤的部位。（更多描述请见“高胆固醇”部分。）它所提供的保护（绷带）效果，比脂蛋白 5 效果还要好。因为胆固醇的沉淀物具有的保护性或防御能力依然不够，所以血管内就开始生长额外的结缔组织和平滑肌细胞。

这种动脉粥样硬化斑块，最后会完全堵住动脉，严重地妨碍心脏的血液流动。除非采取过绕道手术、血管修复术或置放支架，否则为了自救，身体会自行制造出通道，将既有的或新的毛细血管转换成小的、供应血液的动脉。虽然这种选择优于手术，但它却无法有效降低心脏病的危险性。

与一般的假设相反，事实上，心脏病并不是血管阻塞的结果，而是动脉硬化的血块和（或）柔软碎片在心脏里淤积所致。这些引发心脏病的血块及胆固醇的软碎片，几乎都不是来自于动脉中极其结实的较多堵塞的部位，而是来自新生的溃疡，以及保护它们的胆固醇补缀片。因此，支架或绕道手术不仅不能降低心脏病发生的概率，也无法降低因这些状况而造成的死亡率。

虽然这种渐进式的血管阻塞，也就是所谓的动脉硬化症，最初是为了保护一个人的性命，使其不会因血块造成的心脏病而死亡，但它最终仍需为造成这类疾病负责。大多数形式的冠心性心脏病，可通过肝脏净化，清除所有已存在于毛细血管及动脉中的蛋白质废弃物来改善。（请见第 3 章有关内容。）

## 高胆固醇

胆固醇是身体细胞重要的构成要素，也是所有代谢过程中不可或缺的，它在制造神经组织、胆汁及激素上，尤其重要。平均来说，我们的身体每天制造约 0.5~1 克的胆固醇（视身体当时需要量而定）。成人的身体一天能制造出来的胆固醇，比吃下 100 克的奶油所获得的还多 400 倍。胆固醇的主要制造者，首先是肝脏，其次是小肠，通常它们能将胆固醇直接释放到血液中，在那里立即与血液蛋白质联结。这些被称为脂蛋白的蛋白质，负责运输胆固醇到各个地方。负责输送胆固醇的脂蛋白主要有三种形式：低密度脂蛋白（LDL）、极低密度脂蛋白（VLDL），以及高密度脂蛋白（HDL）。

研究人员将高密度胆固醇标示为“好的”胆固醇。相比高密度胆固醇，低密度胆固醇和极低密度胆固醇的胆固醇分子都较大。事实上，它们都富含胆固醇。它们之所以大，是有道理的。低密度脂蛋白和极低密度脂蛋白不像它们其他较小型的“亲戚”，能够轻易地通过血管壁，它们注定要走不同的通道——它们是从肝脏离开血液的。

供应血液到肝脏的血管，其结构与供应血液到身体其他部位的血管非常不同。它们被称为“窦状小管”。它们独特的、网格状的结构，让肝脏细胞得以接受所有的血液内含物，包括较大的胆固醇分子。肝脏细胞会重建胆固醇，并将其排泄出来，然后随着胆汁进入肠道。胆固醇进入肠道之后，会和脂肪结合，被淋巴液吸收，然后进入血液，依序进行。肝脏胆管里的胆结石阻碍了胆汁的分泌，部分甚至完全地阻碍了胆固醇的离开路线。因为压迫了肝细胞，所以胆汁的制造量会下降。通常，一个健康的肝脏每天制造超过 1 升的胆汁。如果重要的胆管被阻塞，流到肠道的胆汁就可能只剩一杯，甚至更少，这会让很多低密度胆固醇和极低密度胆固醇，无法随着胆汁一起排泄出去。

一旦肝胆结石破坏了肝小叶的结构，损害并阻塞了窦状小管，过剩的蛋白质沉积物，就会关闭这些血管的网格状小洞。“好的”高密度脂蛋白胆固醇分子较小，能够通过一般的毛细血管离开血液；而较大的低密度和极低密度脂蛋白，则或多或少会滞留在血液中。结果就是，血液中低密度和极低密度脂蛋白的浓度上升，达到极有可能伤害身体的程度。然而，这种情况，也仅是身体的求生策略而已。身体需要额外的胆固醇，来修补那些因血管壁中过剩的蛋白质累积，所形成的越来越多的碎片和伤口。最后，就算是这种涌到身体每个伤口或受伤部位来救命的“坏”胆固醇，也无法完全预防血块在冠状动脉中形成，此时哪怕一个脱落的血块进入心脏，都可能阻断对心脏的氧气供应。

除了这个并发症之外，胆汁分泌减少，也会影响食物的消化，尤其是脂肪。由此导致供给基础细胞代谢的胆固醇不足。因为肝脏细胞无法再接收到足够数量的低密度脂蛋白和极低密度脂蛋白分子，便会刺激它增加胆固醇的产量，进一步增加血液中低密度脂蛋白和极低密度脂蛋白的数量。因此，“坏”的胆固醇会“受困”在循环系统中，因为它的逃生路线，也就是胆管和肝脏的窦状小管，已被阻塞或受损。动脉会尽其所能地使“坏”的胆固醇附着在它们的管壁上，以致动脉壁变成网格状且硬化。但这也好过于让它们的伤口及溃疡直接接触到流动的血流。

不管是否是因抽烟、饮酒过量、过度摄取蛋白质、压力或其他因素引起，除非胆结石影响了肝脏的胆管，否则冠心性心脏病通常不会发生。清除肝脏和胆囊中的胆结石，不只能预防心脏病或中风，还能帮助改善冠心性心脏病和心肌损伤。当被损害的肝小叶自己再生之后，胆固醇指数就会开始恢复正常。

降低胆固醇的药物，无法让身体恢复到肝脏使血液胆固醇正常化的健康状态。相反地，他汀类药物（Statin）是通过阻断肝脏中负责制造胆固醇的酶，以人工方式降低血液中的胆固醇数值。然而，非自然地制造肝脏中的“胆固醇饥荒”，使胆汁无法适当地分泌，只会增加得胆结石的风险，并妨碍对食物的适当消化。降胆固醇药的副作用不胜枚举，包括引发肾衰竭、肝病以及心脏病。

当一个人的身体在抗击每天体内所制造出来的数百万个癌细胞时，胆固醇是免疫系统维持正常功能的必需物质（免疫系统会通过一个精密的武器军械库，来打败这些细胞并消灭它们，比如在细胞壁内钻洞并灌入液体至细胞内部，让它们膨胀并死亡）。[①]

尽管高胆固醇会引起一系列的健康问题，但我们不能将这个重要物质完全排出体外。胆固醇的益处远大于危害，它所造成的危害通常是其他问题引发的症状。我再次强调，这个“坏”的胆固醇只会将自己附着在动脉壁上，避免会立即发生的心脏问题，而不是造成心脏的问题。身体不会企图自杀，即使医生喜欢利用抑制性、干预性的治疗来这么暗示你。

在讨论胆固醇时，一个很重要的部分，是知道“胆固醇不会将自己附着在静脉壁上”这个事实。当医生检测你的胆固醇

---

① 更多关于癌症的成因及如何治疗的细节，请见《癌症不是病：它是一种生存机制》。

指数时，他会从静脉采取血液样本，而不是动脉。因为血液流动的速度在静脉中比在动脉中慢得多，所以胆固醇在静脉中应该比在动脉中容易造成阻塞，但它并没有。原因很简单，因为它不必这么做。因为在静脉的内壁中，没有任何磨损和裂痕需要被修补。胆固醇只会将自己附着在动脉中，以便涵盖磨损部位，并像防水绷带般保护下面的组织。静脉不会像毛细血管和动脉一样，将蛋白质吸收到它们的基底膜上，所以也不容易受到这种伤害。

“坏”的胆固醇不会致命，反而能救命。低密度脂蛋白让血液流经受伤害的血管，不会造成致命的情况。“低密度脂蛋白过高，会造成冠心病”的理论，是未经证实且没有科学根据的。它误导了人们，使我们误以为胆固醇是我们的“敌人”，应该不惜一切代价地去反抗并摧毁它。人类的研究并未显示出胆固醇和心脏病之间存在着因果关系。有数以百计的研究试图证明这种关系的存在，但它们所揭示的只是胆固醇和心脏病之间的统计关联性，我必须说，这很幸运。如果“坏”的胆固醇分子没有将自己附着在受伤害的动脉上，死于心脏病的人将会比现在多出数百万。相对而言，有数十个确切的研究显示，如果人们的高密度胆固醇含量减少，则心脏病的风险会显著增加。所以，找出如何让高密度胆固醇维持正常的方法，比起为了限制肝脏中的胆固醇产量，却因此损毁了这个珍贵的器官，要明智得多。造成心脏病的原因并不是低密度胆固醇升高，而是肝脏功能失衡、循环系统阻塞并脱水、糟糕的饮食习惯和生活形态。

如果医生曾经告诉你，利用他汀类药物降低你的胆固醇，能让你避免心脏病的威胁，那么他就是在误导你。降低胆固醇最有效的药物是阿伐他汀钙片（Lipitor），我建议你阅读以下发表在阿伐他汀钙片官方网站上的警告声明：

> 阿伐他汀钙片（LIPITOR，Atorvastain Calcium Tablets）是一种配合饮食使用的降胆固醇处方用药。阿伐他汀钙片并不适用于所有人，有肝病或潜在肝病者，处于哺乳期、怀孕期或计划要怀孕的妇女禁用。阿伐他汀钙片不具有预防心脏问题或心脏病的效果。服用阿伐他汀钙片时，如果有任何不寻常的肌肉疼痛或无力的情况，请务必告知医生，它有可能是严重副作用的征兆。在服用任何其他药物时，请务必告知你的医生，以预防任何可能的严重药物交互作用。

一篇刊登在《美国医学学会期刊》（*Journal of the American Medical Association*）的名为《胆固醇与死亡率》的研究报告指出，超过 50 岁的人与高胆固醇相关联的整体死亡率，并未有增加的现象。同一个研究报告中还显示，你身体里的胆固醇每下降 1 mg/dl，你的死亡风险就会暴增 14%。换言之，服用他汀类药物可能会要你的命。

我的问题是：为什么要开对预防疾病没有任何效果的药物给病人，而让他的健康或性命处于危险中？降低胆固醇之所以无法预防心脏病，就是因为胆固醇并不会造成心脏病。在一个最近的心脏病研究中，没有再提出“降低胆固醇指数”的建议——这需试着去告诉开降胆固醇药给病人的医生或药物制造商。

关于胆固醇最重要的问题是，人的身体是如何有效率地利用胆固醇和其他脂肪的。身体消化、处理以及利用脂肪的能力，与肝脏胆管有多干净、多畅通息息相关。如果胆汁的流动畅通无阻并处于平衡状态，低密度胆固醇和高密度胆固醇的指数也都会平衡。因此，保持胆管畅通是一件你做得到，且能预防冠心病的最简单的事！

## 循环不良、心脏及脾脏肥大、静脉曲张、淋巴阻塞、激素失衡

肝脏中的胆结石会导致循环不良、心脏及脾脏肥大、静脉曲张、淋巴管阻塞，以及激素失衡。当胆结石大到足以严重地扭曲肝小叶的基础结构时，血流通过肝脏也会变得相对困

难。这不只会增加肝脏静脉血液的压力，也会增加身体所有器官和区域，通过各自的静脉排放利用过的血液到肝脏门静脉的压力。门静脉中受阻的血液流动会造成堵塞，尤其是在脾脏、胃、食道、胆囊、小肠和大肠。这会导致这些器官的肿胀，降低它们移除细胞废弃物的能力，阻塞它们各自的静脉。

静脉曲张是因管壁扩张，瓣膜未能有效关闭以防止血液回流所造成的。大肠里直肠和肛门连接处的静脉持续受到压迫，会导致痔疮，它也是静脉曲张的一种。其他常发生静脉曲张的部位，是腿部、食道和阴囊。身体的任一部位的血液流动受到阻塞，都可能发生静脉和小静脉扩张。[①]

流经肝脏的血液流动不畅，一定会影响心脏。如果消化系统器官因为静脉压力增加而受影响，那它们就会逐渐阻塞，并开始累积被分解的细胞残骸等有害废弃物。当脾脏因移除受损或死亡的血液细胞而负荷过重时，就会肿大。这进一步促使流入和流出消化系统器官的血流速度变慢，进而压迫到心脏，让血压升高，并伤害血管。心脏的右半部，接收来自肝脏和肺部以下所有部位经由下静脉腔的静脉血液，它会因血液中的有毒物质，有时是感染性物质，而不堪负荷。这最终会造成心脏右

① 在德国，医生对有静脉曲张的病人，会采取一种非常有效的另类疗法。那就是草药配七叶树种子（horse chestnut seed）或板栗（conkers）。它对治疗“铁腿”(腿部迟发性肌肉酸痛)、痔疮以及抽筋，非常有效。若配合肝脏、结肠和肾脏的净化，效果更佳。

侧肿大，而且可能受到感染。

几乎所有的心脏疾病都有一个共通性：血液流动受到了阻碍。但血液循环不会轻易就受到干扰，一定是因为肝脏胆管受到严重阻塞。若胆结石阻塞了胆管，就会大大地减少或阻断供应到肝细胞的血液。通过肝脏的血液减少，会影响整个身体里血液的流动，进而对淋巴系统造成不利的影响。

淋巴系统与免疫系统有着相当密切的关系，它能帮助清除身体代谢产生的有害废弃物、杂质以及细胞残骸。所有的细胞都会释放代谢废弃物进入周围所谓的“细胞间液”或“结缔组织”中，同时也从这里获取养分。细胞的营养及效率性，与细胞间液的有毒物质是否能快速且完全地被排除密切相关。由于大多数的废弃物无法直接通过血液来排除，所以它们会累积在细胞间液中，直到被淋巴系统移除并解除其毒性。策略性散布在全身的淋巴结，会过滤并中和潜在的有害物质。淋巴系统的主要功能之一，就是确保细胞间液的有毒物质已被清除，因而这个系统极为重要。

身体的血液循环不良，会造成细胞间液里异样、有毒的废弃物过多，接着，淋巴管及淋巴结里也会有同样的情形。当淋巴液的流动变慢或受阻塞，胸导管、扁桃腺和脾脏（这些器官构成了非常重要的身体洁净及免疫系统），就会开始非常快速地败坏。除此之外，胆结石里聚积的微生物，是造成身体反复感染的一个持续性来源，它会让淋巴及免疫系统无法对抗更重要的感染，例如传染性多核球增多症（infectious mononucleosis)、麻疹、伤寒、结核病、梅毒，等等。

肝脏及胆囊的胆汁流动一旦受到限制，小肠消化食物的能力也会下降。这会令大量的废弃物及有毒物质，例如尸胺和腐胺（禽肉食物被分解后的产物）渗进淋巴管。这些有毒物质随着脂肪和蛋白质进入体内最大的淋巴管，也就是胸导管的乳糜池[乳糜池是一个袋状的扩张淋巴管，位于前两节腰椎前方(请见图 1–11)，约在肚脐的位置]。

来自鱼、肉、禽、蛋和乳制品等动物性食物的有毒物质、抗原和未消化的蛋白质，以及漏出来的血浆蛋白，均会造成淋巴池肿胀且发炎。动物被杀死后，其细胞会立刻出现损伤或死亡，它们的蛋白质结构会被细胞酶分解。这些“退化”的蛋白质，不仅对身体毫无用处，而且如果不把它们立刻从淋巴系统中移除，事实上还会对身体造成伤害。它们的出现常招致更多的微生物活动，病毒、真菌和细菌会以这些废弃物为生。在某些情况下，就会发生过敏反应。

当乳糜池负担过重且出现壅塞时，淋巴系统会连自己体内因细胞破损产生的蛋白质，都无法有效地处理，因而形成了淋巴水肿。当你仰躺下来时，在腹部位置的淋巴水肿摸起来就像坚硬的石头，有时会大如拳头。这些“石头”是造成背

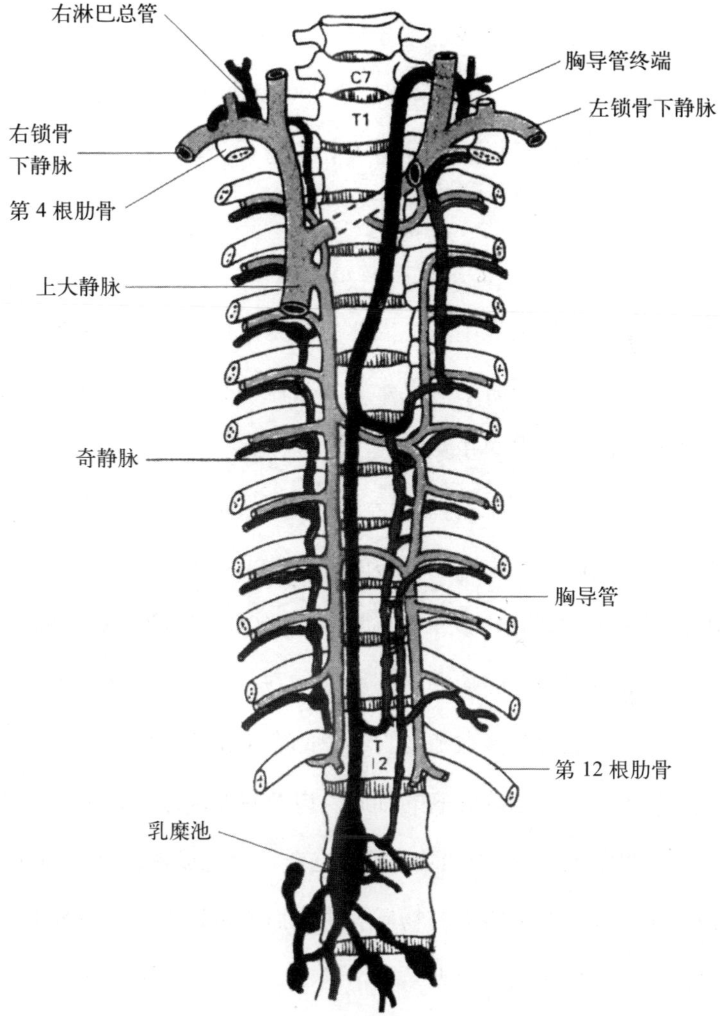


图 1–11　乳糜池及胸导管

部中间或下背痛，以及腹部肿胀的主要原因，事实上非常多不适症状也是因它所致。很多有了“啤酒肚”的人，认为这只是一种无害的小麻烦，或者是年纪增长的自然现象。他们不知道自己启动了体内的定时炸弹，说不定哪一天会爆炸，且伤害身体最重要的部位。所有拥有大肚子的人，几乎都有淋巴阻塞的问题。

约有 80%的淋巴系统与肠道相关联，让人体的这个区域成为免疫活动的最大中心。人体中大多数疾病因子是在肠道中产生或加剧的。所有的淋巴水肿和其他种类的阻塞，都会导致身体其他部位严重的并发症。

当淋巴管出现阻塞，淋巴液会在距离阻塞处一段距离的地方累积。继而，位于这些地方的淋巴结再也无法适当地中和或排出毒物，例如死亡或活着的噬菌细胞和它们消化的微生物、破损的组织细胞、因疾病而损坏的细胞、发酵的产物、食物中的杀虫剂、包含在多数植物食物里的有毒抗体、吸入或摄入的化学分子、来自恶性肿瘤的细胞，以及每个健康者每天产生的百万个癌细胞，这些东西分解不完全，会造成淋巴结的发炎、肿大和充血。受到感染的物质会进入血液中，造成败血性的毒性，以及急性疾病。在大多数情况下，淋巴阻塞的形成是非常缓慢的，中间可能会出现如下症状，腹部、手、手臂、脚及足踝肿胀，有时脸部及双眼会感到疼痛。这些通常显示了“液体的滞留”，是慢性病的主要前兆。持续性的淋巴阻塞，通常会导致慢性的健康问题——几乎所有的慢性病都是因为乳糜池阻塞产生的。最后，通往乳糜池的胸导管，会因有毒物质的持续汇集而不堪负荷，因而也变得堵塞。胸导管连接无数条用以将它们的废弃物清空，并排入胸廓中“下水道”的淋巴管。（请见图 1–11 和图 1–12）

因为胸导管必须移除身体每日制造的 85% 细胞废弃物，以及其他潜在的有害物质，因此若此处被阻塞了，就会造成身体离此处较远的其他部位也有废弃物累积。

如果每日生产的代谢废弃物和细胞残骸，长时间停留在身体的某个区域未被移走，就会开始出现疾病症状。下面是一些典型的疾病症状，可直接代表慢性、局部性的淋巴阻塞：

> 肥胖、子宫或卵巢囊肿、前列腺肥大、风湿性关节炎、左心室肥大、充（郁）血性心脏衰竭、支气管及肺部充血、颈部肥大、颈肩僵硬、背痛、头痛、偏头痛、头晕目眩、眩晕、耳鸣、耳痛、耳聋、头皮屑、经常感冒、鼻窦炎、花粉症、某些种类的气喘、甲状腺肿大、眼疾、视力不良、乳房肿块、肾脏疾病、下背痛、脚部和足踝的肿胀、脊椎侧弯、肠道易激综合征、疝气、结肠息肉，以及更多其他的疾病。

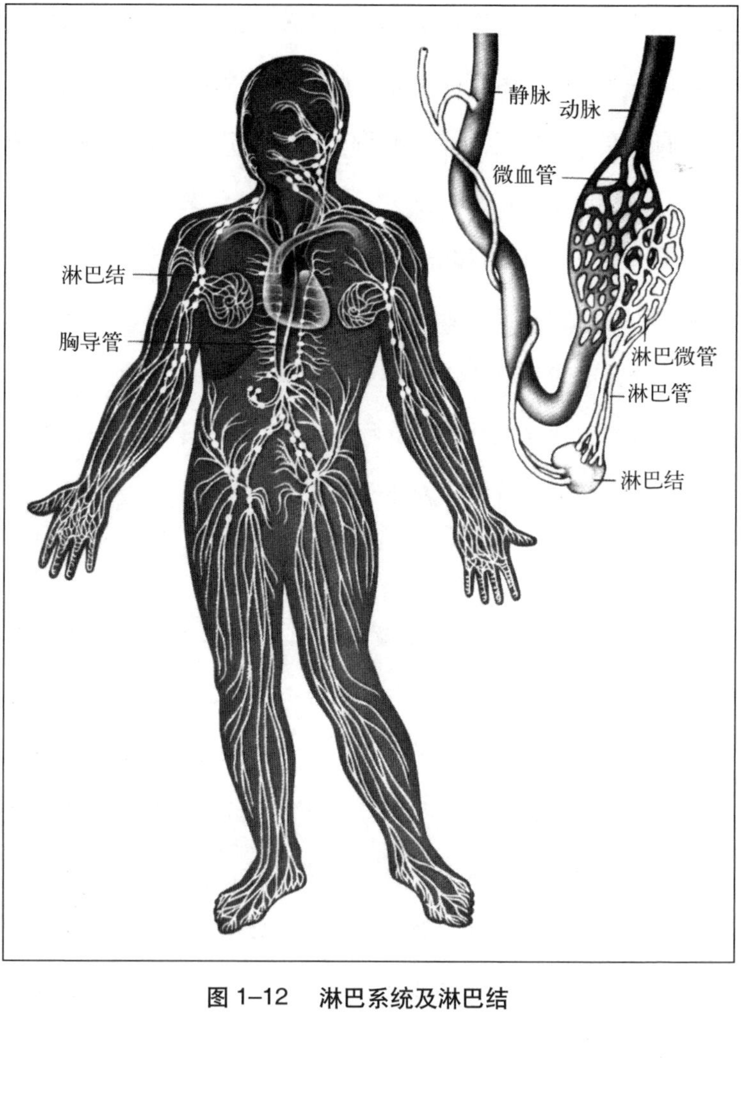


图 1–12　淋巴系统及淋巴结

胸导管通常会将解毒过后的废弃物排空，使其进入脖子根部的左锁骨下静脉。这条静脉会汇入上大静脉，直接进入心脏。乳糜池及胸导管阻塞，除了会妨碍从身体各个器官及部位而来的正常淋巴流之外，还会让有毒物质进入心脏及心脏动脉，过度压迫心脏。它也会让这些有毒物质及致病因子进到循环系统中，扩散到全身。几乎没有一种疾病不是因淋巴阻塞造成的。在大多数情况下，淋巴的阻滞，是源于肝脏阻塞。（肝胆结石的成因会在第 2 章谈到。）到了最后，就会形成淋巴瘤和淋巴癌，而霍奇金病（Hodgkin diease）就是最常见的形式。

当循环系统开始因为肝胆结石而出现问题时，内分泌系统也开始受影响。比如内分泌腺制造的激素会直接从腺体细胞流入血液中，影响身体的活动、成长和营养。最常被阻塞情况影响的部位是，甲状腺、甲状旁腺、肾上腺皮质、卵巢和睾丸。若循环功能被更严重地干扰，就会导致胰脏的胰岛素、松果体和脑下垂体的激素分泌不平衡。因为血液变稠造成充血，让激素无法以有效的数量及时到达它们的目的地，最后，这些腺体就会进入激素分泌亢进（生产过剩）的状态。

当从腺体而来的淋巴无法充分排泄时，腺体就会自己堵塞，而这会引起激素分泌不足。与甲状腺失衡相关的疾病包括：中毒性甲状腺肿、甲状腺功能亢进、呆小症、黏液水肿、甲状腺肿瘤、甲状腺机能减退。甲状腺失调也会降低钙质的吸收，造成白内障以及行为异常和失智症。钙质吸收不足，也会造成相当多的疾病，包括骨质疏松症（骨质密度流失）。如果循环问题扰乱了胰脏胰岛分泌胰岛素数量的平衡，就会形成糖尿病。

肝脏中的胆结石，会导致肝脏细胞阻断蛋白质的合成。蛋白质合成降低，反过来就会促使肾上腺过度生产可刺激蛋白质合成的皮质醇。血液中的皮质醇过多，就会造成淋巴组织萎缩以及免疫反应低下，而这正是大家认为的造成癌症以及许多其他重大疾病的主要原因。

肾上腺激素分泌失调，也会造成各种疾病，例如造成虚弱的发烧反应、降低蛋白质合成。蛋白质是组织细胞、激素等的主要构成元素，肝脏能够制造许多不同的激素。激素决定了身体的成长和治疗能力是否良好。

肝脏也会抑制某些激素，包括胰岛素、胰高血糖素（升糖素）、皮质醇、醛固酮（aldosterone）、甲状腺剂以及性激素。肝胆结石会妨碍这个重要功能，因而增加血液中的激素浓度。激素不平衡是非常严重的问题，而肝胆结石也破坏了同时是激素通道的循环通道。举例来说，如果无法维持血液中皮质醇浓度的平衡，人们会在身体里累积过多的脂肪；如果雌激素没有被适当地分解，罹患乳癌的风险就会升高；如果血液中的胰岛素没有被适当分解，患癌症的风险就会升高，身体内的细胞会开始去抵抗胰岛素，而那正是糖尿病的主要前兆。

当血液及淋巴的流动都能不受阻碍并趋于正常，那么疾病自然就不会找上门。循环系统和淋巴系统这两大问题，都能通过一连串的肝脏净化来消除，也能通过遵循平衡的饮食及生活习惯来预防。

## 呼吸系统疾病

无论是精神还是身体的健康，都有赖于身体细胞的工作效率及活力。当有氧气时，身体的细胞会发生化学反应，获取能量。这个过程产生的废弃物之一，就是二氧化碳。人体通过呼吸系统得以吸入氧气并排出二氧化碳。血液则担任运输系统的角色，让这两种气体在肺和细胞之间进行交换。

肝胆结石会削弱呼吸功能，并造成过敏、鼻炎和鼻窦炎等问题，还会引发支气管和肺部疾病。当胆结石扭曲或伤害了肝小叶，肝脏、小肠、淋巴系统和免疫系统就会失去血液净化能力。这些器官和系统产生的在平常来说是无害的废弃物，此时会开始渗入心脏、肺部、气管以及其他的呼吸通道。持续接触这些刺激性物质，会降低呼吸系统对它们的抵抗力。在腹部区域，尤其是在乳糜池和胸导管，如果淋巴阻塞，会妨碍呼吸器官内适当的淋巴流动。多数呼吸疾病就是因为这种淋巴阻塞而发生的。

一旦防止肺部吸入微生物和防止血液中的微生物侵入肺部的保护措施失效，就会产生肺炎。胆结石会让有害的微生物聚积，就像通过因肝胆结石而受损的区域，进入血管里的高毒性、高刺激性的物质。胆结石会造成免疫力持续低下，它令身体，尤其是上呼吸道，容易受到外部及内部致病因子的感染。这些致病因子包括血液及空气传播的微生物（一般认为它们会造成肺炎）、烟、酒、X光、皮质类固醇、过敏原、抗原、一般污染物、消化道的废弃物等。

当肝脏胆管中累积一定数量的胆结石，导致肝脏肿大，就会进一步引发呼吸道并发症。位于上腹腔的肝脏，大约与整个身体同宽。它的上部及前面的表面是平滑的，形状刚好与横膈膜下方的位置符合。而一个平滑、健康的肝脏能让肺轻易地延伸进入腹部区域，对腹部施加压力并挤压淋巴管和血管，迫使淋巴液和血液流入心脏。这个呼吸机制通常被称为“腹式呼吸”，健康的婴儿即是以此方式呼吸。肿大的肝脏会令横膈膜和肺部无法完全扩张，造成肺部气体的交换量减少、淋巴阻塞，并使过多的二氧化碳滞留在肺部。吸收的氧气受限，就会对全身的细胞功能造成不良影响。

大多数生活在工业社会的人，都有颗肥大的肝脏，尤其是那些体重过重及肥胖的人。医生一般认为“正常尺寸”的肝脏，实际上皆已过大。只要通过一连串的净化法将胆结石排除，肝脏就能逐渐恢复其原本的大小。

几乎所有的肺部、支气管、上呼吸道疾病，都是由肝胆结石造成或是因它而恶化的。不过，我们可以通过肝脏净化法，来排除这些结石以改善或减轻病状。

## 泌尿系统疾病

泌尿系统（请见图 1–13）是人体内非常重要的排泄系统，包含两颗肾脏，负责制造并排出尿液；两条输尿管，将尿液从肾脏输送到膀胱；膀胱，收集尿液并暂时储存尿液；尿道，尿液经由它从膀胱排出体外。

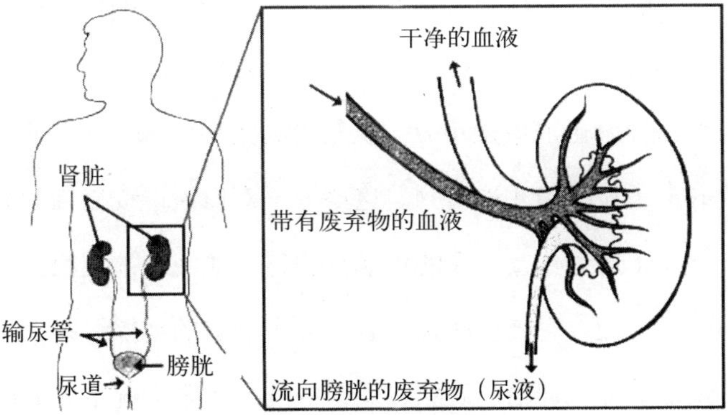


图 1–13　泌尿系统

泌尿系统功能运作顺畅是必要的，通过控制从尿液中排泄出去的水分的量，可维持体内适当的液体量。它的其他功能包括控制血液中各种电解质的浓度，并维持血液正常的pH值（酸碱平衡）；处理由肝脏细胞分解的蛋白质废弃物。

多数肾脏和其他泌尿系统疾病，都跟肾脏的过滤功能失衡有关。两颗肾脏每天平均产出100~150升的稀释过滤液。其中，只有约1~1.5升会变成尿液（其他的都被吸收和再循环了）。除了血液细胞、血小板及血液蛋白质，所有其他的血液成分，都必须经过肾脏。这个过滤的过程，会因消化系统，尤其是肝脏的功效不佳，而受到破坏变衰弱。

肝脏及胆囊中的胆结石，减少了肝脏所能制造的胆汁量，因此，消化食物的功能也受到影响。大部分未被消化的食物开始发酵腐败，在血液和淋巴液中留下有毒废弃物。身体正常的排泄，包括尿液、汗液、气体及粪便，只要它们的排泄通道保持干净畅通，通常不会含有产生疾病的废弃物。

血液及淋巴液中微小分子里包含的致病因子，只有通过高倍数的电子显微镜才能看到。这些分子对血液造成很强的酸性效应。为了避免危及性命的疾病及昏迷，血液必须摆脱这些有毒物质，因此，它把这些入侵者丢弃在器官的结缔组织中。结缔组织是由细胞周围的胶状物质组成的，正常情况下，人体知道如何处理这些被丢在结缔组织中的酸性废弃物——它会释放碱性的碳酸氢钠（$NaHCO_3$）进入血液中，中和酸性有毒物质，然后通过排泄器官将它们排出体外。但如果毒性物质被丢弃的速度比它们被回收及排泄的速度快，这个应急系统就开始失效。结果，结缔组织变得像果冻一样浓稠。养分、水分及氧气不再能自由通过，器官细胞因此而营养不良、脱水及缺氧。

一些酸性最大的废弃物，是由动物性食物产生的。胆结石限制了肝脏分解这些蛋白质的能力，过剩的蛋白质会“暂时”储存在组织中，并转换成胶原纤维。胶原纤维被储存在毛细血管壁的基底膜中，基底膜因而会比平常深厚上 10 倍。类似的情形也会发生在动脉中。当血管壁越来越堵塞，能从血流中排除的蛋白质也就越少，导致血液变稠，越来越难被肾脏过滤。同时，供应血液到肾脏的血管的基底膜也会变得堵塞，变得更硬且更粗糙。当血管硬化的过程加速时，血压会开始上升，肾脏的整体表现会下降。越来越多从肾细胞排泄出来的代谢废弃物，本来应该经由静脉血管和淋巴管排出去，现在却滞留在体内，而对肾脏功能造成更加不利的影响。

经过这些后，肾脏变得负荷过重，且再也无法维持体内正常的液体及电解质平衡。此外，尿液分子会沉淀并形成各种形态和大小的结晶与结石（请见图 1–14）。举例来说，尿酸结石会在尿液的尿酸浓度增加 2~4 mg/dl 时形成。这个量在 20 世纪 60 年代中期之前，被认为是可容忍的，后来才被调整。尿酸是肝脏中的蛋白质被分解的副产品。在那个年代，肉品的消耗量急剧升高，所以“在正常范围内”的指标就被调整到7.5mg/dl。然而，这个调整并未减少尿酸对身体的伤害。4mg/dl或更高的尿酸浓度形成的结石（请见图1–15）会导致泌尿系统阻塞、肾脏感染，以及最后的肾衰竭。

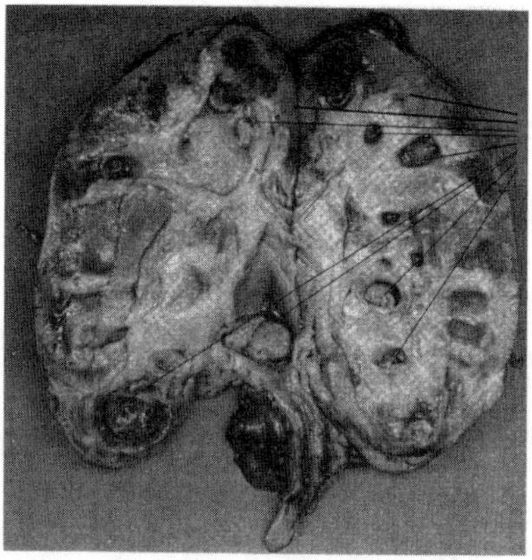


图1–14　嵌于肾脏内的肾结石

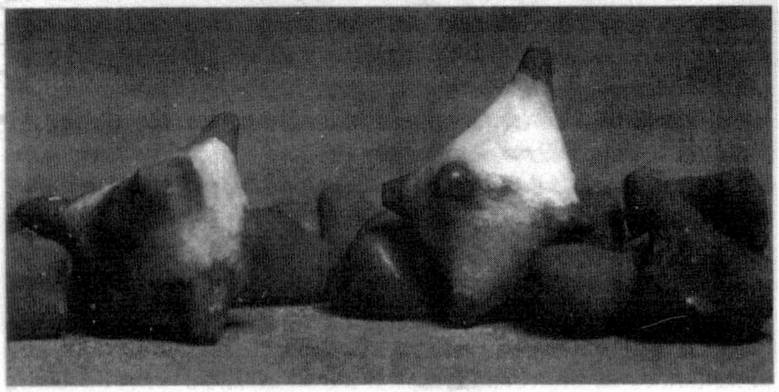

图1–15　膀胱结石

肾脏细胞逐渐被剥夺了维持生命的营养，例如氧气，就会形成恶性肿瘤。而未被肾脏排除的尿酸结晶，就会沉积在关节中，因而造成关节炎、痛风和水分滞留。

肾脏疾病的初始症状通常都非常温和，之后却会转变成严重的疾病。最容易观察且最普遍的肾脏疾病症状，是排尿量、频率以及颜色的异常改变。这些症状通常会伴随着眼睛、脸部和脚踝的水肿及上背与下背的疼痛。如果病情进一步恶化，可能会出现视力模糊、倦怠、表现不佳以及恶心。以下症状也显示出肾脏功能的失调：高血压、低血压、从上背延伸到下背的疼痛、深棕色尿液、后腰部上方疼痛、极度口渴、尿液增加（尤其是在夜间）、每天排尿少于 500 毫升、膀胱胀感、排尿时疼痛、肤色暗沉、晚上脚踝肿胀、早晨眼皮水肿、淤血以及出血。

所有泌尿系统的重大疾病，都是有毒的血液造成的；换言之，是由充满废弃物及过剩蛋白质的微小分子的血液造成的。肝脏中的胆结石影响了消化功能，造成血液及淋巴阻塞，妨碍了包括泌尿系统在内的整个循环系统。

当胆结石被排除了之后，泌尿系统就有了复原的机会，让自己摆脱累积的毒性物质及结石，并维持液体平衡、正常血压。而这对保证身体所有机制顺利及有效运转，是非常必要的。所以，除了净化肝脏及胆囊之外，净化肾脏也有强烈的需求。（请见第 5 章的“净化肾脏”部分。）

# 神经系统疾病

我们的整个生活，受我们的感受方式所支配。我们扮演的角色，我们实现自我的方式，我们与其他人的互动，我们的心情、渴望、耐心及容忍度，以及我们对生命中发生的事情的反应，都强烈地受到我们的神经系统状态的影响。在现今步调快速的世界，我们接触到的各种不同状况都对我们的身体造成挑战。大脑是身体的控制中心，除非它接收了适当的养分，否则你的整个身心状态都极易变得混乱。

一般而言，大脑细胞能轻易地大量制造它们在完成复杂任务时所需的化学物质，日复一日，年复一年。然而，生命支持系统的正常运转，有赖于制造这些化学物质的必要营养能被不间断地供应。现代化的集约农业，几乎耗尽了种植用的土壤中所有的基础养分。(请见第5章的“摄取离子化的必要矿物质”。)虽然这种营养缺乏的状况在工业化国家的人们中十分普遍，但大多数营养缺乏的情况，事实上是因为消化系统，尤其是肝脏的功能不佳导致的。缺乏这类营养素，会妨碍大脑制造发挥有效功能的化学物质。

虽然大脑在营养低于标准量时，仍能维持运作一段时间，但人们要为此付出极大的代价，包括不健康、疲劳、缺乏活力、情绪不稳、沮丧、生病、疼痛及痛苦，以及一般常见的不适症状。有些营养缺乏会造成精神上的疾病，例如精神分裂症和老年痴呆症。

血液的质量，对大脑、脊髓、脊椎和脑神经，以及自主功能在内的神经系统的健康与否，有很大的影响。血液包含血浆（一种稻草色的清澈状液体）以及细胞。血浆由水、血浆蛋白、矿物质、激素、维生素、营养物质、有机废弃物、抗体和气体组成。而血液细胞共有三种：白细胞（leukocyte）、红细胞（erythrocyte）以及血小板（thrombocyte）。血液中任何不正常的改变，都会影响神经系统以及身体其他部位。

这三种血液细胞都是在红骨髓中形成，并由消化系统供应的营养滋养及维持。肝胆结石干扰了食物的消化及排泄，让血液的血浆中充满了过多的废弃物，减少了供应到骨髓的营养。接着，它会破坏血液细胞的成分，扰乱激素通路，造成神经系统的异常反应。大部分影响神经系统的疾病，都源于肝功能失常，以及因肠道中累积的废弃物而不当形成的血液。

肝脏的每一个功能都对神经系统有直接影响，尤其是大脑。肝细胞会将肝糖（复合糖）转换成葡萄糖。葡萄糖可满足神经系统大部分的能量需求，对神经系统而言，除了氧气和水分之外，它也是最重要的营养。

大脑虽然只占人体重量的 1/50，但它的含血量却占全身的 1/5。它需要利用大量的葡萄糖，而肝胆结石会显著地减少供应到大脑以及其他神经系统的葡萄糖的数量，进而影响器官、感知和心智的表现。在出现问题的早期，人们会产生对食物的渴望，尤其是甜的或淀粉类的食物，并经常感到情绪不稳或情绪上的压力。

肝脏中有胆结石时，还会发生另外一个更严重的问题。肝脏会制造血浆蛋白和主要利用氨基酸制造的血液凝结因子，如果肝脏胆管出现胆结石，会妨碍这个重要功能。当凝血因子的产量下降，血小板的数量也会下降，从而导致不自主的毛细血管流血或出血性疾病。如果出血发生在大脑，就会造成大脑组织的损伤、瘫痪或死亡。如果有其他因素触动，例如高血压及酗酒，流血程度就可能会加重。当胆结石阻断了血液对肝细胞的供给时，新细胞的制造速度就会跟不上受损或老旧细胞的毁坏速度，血小板的数量也会下降。

维生素K是合成凝血因子的另一个主要的必要元素。这种脂溶性维生素储存在肝脏中。为了在肠道中吸收脂肪，身体需要取得胆汁盐。肝脏及胆囊中的胆结石会阻碍胆汁流动，导致脂肪不能被适当吸收，进而造成维生素K的缺乏。

如同先前提到的，肝胆结石会导致冠心系统的疾病。当血液产生变化且变得过度浓稠，血管就会开始硬化且受损。如果受伤的动脉中形成血块，就可能会有一个血块（血栓）嵌在离受伤处有一段距离的小动脉中，并阻塞血流，造成局部缺血和梗死。如果梗死发生在大脑动脉，就是所谓的中风。

所有循环方面的问题，都会影响大脑和其他的神经系统。肝功能损伤，尤其会影响星状细胞（astrocyte），也就是形成中央神经系统主要支架组织（supporting tissue）的细胞。这种影响会表现为以下特征：冷漠、迷惘、脑雾（brain fog）、精神错乱、肌肉硬化以及昏厥。含氮的细菌废弃物在结肠被吸收，除非通过肝脏解毒，否则会经由血液到达细胞。其他的代谢废弃物，例如氨，会达到有毒的浓度，并改变大脑血管的渗透性，从而降低血脑屏障的功能。这样会让各种有毒物质进入大脑，造成更大的伤害。如果太多大脑神经元接收不到足够的养分，神经组织就会萎缩，导致痴呆症及老年痴呆症。当负责制造大脑激素和神经传导素多巴胺的神经元，有一定数量营养不良时，就会形成帕金森病。这些病的成因，就是重复接触某些环境或体内本身的毒性。

当制造髓磷脂（一种在神经细胞轴索周围的脂肪鞘）的细胞营养不良，或淋巴流不足时，就会形成多发性硬化症（MS）。此时髓磷脂会消失，轴索会受伤。多发性硬化症的患者大肠里都有渐进式的阻塞，令营养无法被适当吸收。净化这些排泄器官、改善营养，是防止多发性硬化症恶化最有效的方法之一，而且还有可能改善病状。

肝脏控制着全身的消化、吸收和脂肪物质的代谢，而胆结石会干扰脂肪代谢过程，并影响血液中的胆固醇含量。胆固醇是建造我们身体细胞的必要元素，是每个代谢过程都需要的物质。我们的大脑含有超过10%的纯胆固醇（去除所有水分），它们对大脑发展和大脑功能非常重要。胆固醇还保护神经不受损害或受伤，血脂不均衡，可能会严重影响神经系统，并因此造成各种各样的身体疾病。清除肝脏和胆囊中的胆结石，能增加供应到细胞中的营养，进而恢复神经系统，并改善身体的所有功能。

## 骨头疾病

虽然骨头是人体最硬的组织，却是非常有活力的。人体内包含20%的水分，30%~40%的有机物（例如活细胞），以及40%~50%的无机物（例如钙质）。骨头组织包含许多血液、淋巴血管和神经。负责平衡骨骼生长的细胞，是成骨细胞和破骨细胞。成骨细胞负责形成骨头，而破骨细胞负责回收骨头细胞以维持其最理想的形状。第三组细胞，也就是大家所知的软骨细胞，负责形成软骨。骨头密度较低的部分，称为海绵骨，包含制造红细胞和白细胞的红骨髓。

大多数的骨病，都发生在骨头细胞无法接收到足够的营养时。肝胆结石通常会导致肠道中的淋巴阻塞，接下来就是身体其他部位的阻塞。（请见“循环系统疾病”。）成骨细胞和破骨细胞保持功能持续平衡，才能保证骨头的健康。当营养供应不足，就会减缓成骨细胞制造新的骨头组织的速度，打破原有完美的平衡。当新生骨头跟不上旧骨头损毁的速度，而使骨头组织的数量减少时，就会形成骨质疏松。松质骨通常比密质骨先受到影响。密质骨负责修补骨头的外层。

广义的骨质疏松，是骨头中的蛋白质被过多地再度吸收，因而提高了血液和血液中的含钙量。这容易令肾脏形成结石，而且可能导致肾衰竭。因为从小肠吸收钙质时，胆汁是必要的物质，而肝胆结石会减少胆汁的产量。即使身体吸收了非常多的钙质食物或补品，如果缺乏胆汁，大部分被摄取的钙质在建构骨骼以及其他重要的代谢过程中，也会变得毫无用处。除此之外，肝胆结石提高了血液中有害酸性物质的浓度，有些酸性物质会中和从骨头和牙齿溶出的钙质（类似的情形也会发生在人们喝牛奶时。为了中和牛奶里高浓度的磷，身体不只会利用牛奶中的钙质，也会利用骨头和牙齿中的钙质）。

最后，身体中的钙质被耗尽了，骨头密度就会降低。这可能会导致骨头，尤其髋骨骨折，甚至死亡。在工业化国家，超过 50 岁的女性，有一半以上有骨质疏松症。很显然，目前用激素或钙质补充品的方法，只是个不可能成功的尝试，它并没有把重点放在问题的症结上——因胆结石造成胆汁输出减少，引起肝脏和胆囊功能失调。

佝偻病和软骨病是骨头的钙化过程受到影响，而产生的疾病。在某些情况下，骨头会变软，尤其是因身体重量导致下肢弯曲。脂溶性的维生素D、维生素$D_2$（钙化固醇），是平衡钙质及磷的新陈代谢和形成健康骨头结构的必要物质。胆汁分泌的无效率以及胆固醇代谢受干扰，都是肝胆结石造成的，这些情况都会导致维生素D缺乏。而缺少接触自然阳光，则会令这些情况更进一步恶化。

若身体淋巴长时间阻塞，则会造成骨头感染或骨髓炎，尤其是骨头组织内部或骨头周围感染。接着，血生微生物（blood-borne microbes）会不受阻碍地进到骨头里。如同前面提到的，感染性的微生物只会攻击那些酸化、虚弱、不稳定或受损的组织。这些组织可能源于胆结石、牙齿的脓疮或一颗疖子。

若身体的淋巴受阻，且达到十分严重的程度，就会在骨头中形成恶性肿瘤。免疫系统会受到抑制，而从乳房、肺部或前列腺而发的恶性肿瘤，也会扩散到那些组织最柔软、更容易壅塞和酸化的骨头处（也就是海绵骨），或直接在那里发展。骨癌和其他所有的骨病，均代表了骨头组织缺乏营养。除非肝脏中的所有胆结石都被清除，而且所有其他的排泄器官和系统中存在的阻塞也都被清除，这些疾病的治疗才可能真正有效。

## 关节疾病

我们身体中的关节包含了三种形态，纤维关节（fibrous or fib joints）、软骨关节或略动关节（cartilaginous or slightly movable joints）、滑液关节或动关节（synovial or freely movable joints）。最容易患病的关节，在手、脚、膝盖、肩膀、手肘和髋部。类风湿性关节炎、骨性关节炎和痛风，是最常见的关节疾病。

大多数关节炎疾病患者，都有很长的肠道问题：胀气、肠胃胀气、火烧心、打嗝、便秘、腹泻、手脚冰冷出汗、排汗量增加、一般疲劳（general fatigue）、食欲丧失、体重减轻，以及更多。因此，断定类风湿性关节炎与这些主要的肠道症状和代谢失调的情况有关，是有道理的。我个人在儿童时期患有幼年型类风湿性关节炎时，就经历了上述所有症状。

肠道经常会接触到大量的病毒、细菌和真菌。除了包含在食物中的许多抗原（外来物质）外，消化系统还必须处理现代食物中诸多的杀虫剂、农药、激素、抗生素残留、防腐剂以及色素，还有一些大分子的药物，例如青霉素。可能的抗原包括花粉、植物、植物抗体、真菌、细菌等。大多数位于肠壁中的免疫系统，其任务是保护我们免于所有这些潜在有害的入侵者及物质的伤害。为了能完成这个每天的任务，消化系统和淋巴系都必须保持不受阻塞的、有效率的状态。肝胆结石严重干扰消化过程时，会导致血液及淋巴液中的有毒物质负荷过重，就如同先前提到的 样。（请见“循环系统疾病”。）

医生们认为关节炎是一种影响滑膜（synovial membrane）的免疫系统疾病。所谓自体免疫，是一种免疫系统对自己的细胞形成免疫的情况，当抗原／抗体复合物（类风湿因子，rheumatoid factors）在血液中形成时，就会发生。当然，在接触到这些抗原时，肠道壁中的B淋巴球（免疫细胞）会受到刺激，并制造抗体（免疫血球素）。免疫细胞在血液中循环时，部分会留存在淋巴结、脾脏、唾液腺黏膜、支气管的淋巴系统、阴道或子宫、胸部产乳的乳腺，以及关节的囊组织里。

如果再三接触到相同形态的有毒抗原（这些有毒抗原包含来自禽类动物食物的蛋白质分子），抗体的产量就会显著增加，尤其是在那些因之前遭受过“入侵者”已存在免疫细胞的区域。在这种情形下，就会出现密集的微生物活动。当再度遇到抗原时，就会使血液中抗原／抗体复合物的含量升高，并扰乱之前免疫反应和抑制反应之间的完美平衡。所谓的自体免疫性疾病，说明体内的毒性含量特别高，直接干扰了这种平衡。如果抗体的产量在滑液关节中一直很高，就会产生慢性炎症，逐渐加重残疾和痛苦，甚至丧失功能。

免疫系统使用过度，就会导致身体内的自我毁灭。如果这种自我毁灭的形式发生在神经组织中，即称为多发性硬化症；如果发生在组织器官里，就是癌症。然而，从一个较深入的观点来看，所谓的自我毁灭只是一种自我保护的最后努力罢了。身体只会在毒性已经增加到造成的破坏程度比自体免疫反应更大时，才会“攻击”自己，而不是像“自体免疫性疾病”这个词所暗示的意思一样去自杀。当身体的细胞膜被外来的、有害的化合物以及有毒分子（例如在汉堡及薯条等快餐产品中可发现的反式脂肪）堵塞住，免疫系统去攻击这些污染物，自然就是一种正常的反应。把这种求生反应称为疾病，是不科学的，且反映出对身体的真正天性缺乏认识。

胆结石影响了身体吸收营养、保持洁净的能力，因而引发毒性。它们使肝脏无法正常地将有毒物质带离血液，致使一部分有毒物质最终被丢弃在细胞间液中。越多毒性物质累积在细胞间液中，细胞膜被有害的物质阻塞的情况就越严重。当必须毁灭多数被污染的细胞，才能解救身体的其他部位时，自体免疫反应就成为必要的手段，而且至少要维持一段时间才能有效。若所有的胆结石都被从肝脏和胆囊中移除，免疫系统就不需采取这种极端的方法来保护身体。

关节炎是一种退化性、非发炎性的疾病。当关节软骨（表面平滑、坚硬，覆盖在骨头和骨头连接处上面）的更新跟不上它移除的速度时，关节软骨会逐渐变薄，直到最后关节的表面接触在一起，而骨头就会开始退化。随着这种损害而来的，是不正常的骨头修复和慢性发炎。就像大多数的疾病一样，这种症状是因长时间消化不良造成的。当建造软骨组织所需的养分吸收和运送得越来越少，要维持骨头及关节软骨的健康就变得越来越困难。肝胆结石破坏了基本的消化过程，因此在形成关节炎时，具有关键性的影响。

痛风，是另一种与肝脏效能不佳有关的关节疾病，它是由关节及腱中的尿酸钠结晶造成的。有些人血中的尿酸异常高，也会发生痛风。当肝胆结石开始影响肾脏中的血液循环时（请见“泌尿系统疾病”），尿酸的排泄就会变得低效。这也会不断损害肝脏、肾脏及身体其他部位，并破坏细胞。

尿酸是细胞核分解物形成的废弃物，当细胞损坏时它的产量会随之增加。抽烟、经常饮用含酒精的饮料、食用刺激性食物，以及诸如此类的行为，都会严重破坏细胞，而让大量的退化细胞蛋白质进到血流中。除此之外，若过度食用蛋白质食物，例如肉、鱼、猪肉及蛋，也会造成尿酸陡然升高。顺带一提，所有这些之前提到的食物及物质，都会导致肝脏及胆囊中形成胆结石。

人们在关节活动力降低及痛风情况变成慢性之前，一定会经历数次关节炎的急性发作。

# 生殖系统疾病

女性和男性的生殖系统，都非常依赖肝功能的顺畅运作。肝胆结石阻碍了胆汁在胆管中的移动，从而影响了消化，并扭曲了肝小叶的结构，这会同时减少肝脏制造血清球蛋白和凝血因子的数量。血清球蛋白是血液中最普遍的含量丰富的蛋白质，负责将血浆渗透压维持在正常的 25 毫米汞柱；凝血因子则是血液凝结时的必要物质。渗透压不足，会切断供应到细胞的营养，包括供给生殖器官系统的养分，降低淋巴的排泄。一旦生殖器官的淋巴排泄不足，就会造成液体滞留及水肿，也会令代谢废弃物和死亡细胞滞留。这些都会对性功能造成渐进式的影响。

大多数的生殖系统疾病，都是因为不适当的淋巴排泄引起的。来自消化系统中所有器官的淋巴液均通过胸导管（请见“循环系统疾病”）排出，包括肝脏、脾脏、胰脏、胃和肠。当肝胆结石影响了食物的消化和吸收，这个巨大的管道就会严重受阻，主流医学很难辨识出来。很显然，是胸导管中的阻塞影响了生殖系统。这些器官，如同身体多数器官一样，需要将它们更新的细胞及代谢废弃物，排放到胸导管中。

如果女性骨盆区域的淋巴排泄受影响，会造成免疫力低下、生理期问题、经前综合征（PMS）、更年期症状、盆腔炎症性疾病（PID）、子宫颈炎等所有的子宫问题、阴部因纤维组织的成长而发育不良、卵巢囊肿和肿瘤、细胞破损、激素缺乏、性欲降低、不孕，以及细胞的基因突变而引发癌症等。

胸导管阻塞也会导致左侧胸部的淋巴阻塞，滞留的有毒废弃物会导致发炎、肿块、乳腺阻塞和癌化肿瘤。如果右侧胸导管，也就是负责排泄右半侧胸部、头、颈及右手臂淋巴流的胸导管被阻塞，那么右侧胸部就会累积废弃物，导致相同的情况。

而男性骨盆腔的淋巴流持续受阻，则会造成良性或恶性的前列腺肥大，同时也会造成睾丸、阴茎和尿道发炎。发展下去，就很可能造成阳痿。发达国家的中年男子普遍存在的一个健康问题，就是肝胆结石持续增加，而这是身体这个重要生殖部位淋巴阻塞的主要原因之一。当体内这个部位产生了高度毒性，就会引发性病。严重的淋巴阻塞更会使微生物感染的情况加重。淋巴系统（包含免疫系统）驱逐入侵微生物的能力瓦解，其实是多数生殖疾病及性功能障碍的真正原因。

若移除了所有的肝胆结石，并保持健康的饮食和生活方式，淋巴系统的活动就能恢复到正常状态。生殖组织改善后，接收到充足的营养，会变得更有抵抗力；感染会消失，囊肿、纤维组织和肿瘤会被分解并移除，而性功能也会恢复。

# 皮肤疾病

几乎所有的皮肤病，如湿疹、粉刺和牛皮癣，都有共同的原因：肝脏中有胆结石。几乎每个有皮肤问题的人，都存在突出的肠道问题和血液不纯净问题。这些主要都是因胆结石对全身造成的有害影响所致。胆结石会造成全身诸多问题——尤其是在消化、循环和泌尿系统方面。当皮肤试图排除结肠、肺、肝和淋巴系统无法移除或解毒的物质时，会被过多的酸性废弃物淹没或因而负荷过重而出问题。虽然皮肤是身体最大的排泄器官，但如果酸性物质过多，它最终还是会被压垮。有毒物质最开始会被丢弃在真皮的结缔组织中，而当这个“废弃物仓库”被堆满，皮肤就会开始失去功能。

过多来自各个地方（例如胆结石）的有毒物质、细胞残骸及微生物，还有来自未被适当消化的食物的各种抗原，均会阻塞淋巴系统，并妨碍淋巴排除来自皮肤各层的物质。那些受损或被破坏的皮肤细胞所产生的毒性和腐败的蛋白质，吸引了微生物，并成为皮肤不断过敏和发炎的来源。皮肤细胞开始感到营养不良，进而显著地降低它们的代谢周期（约每月一次），这也会进一步损坏皮肤神经。

如果负责将皮肤排泄出来的皮脂倾注入毛囊的皮脂腺营养不良，毛发的生长就会变得不正常，特别是头发会脱落。若身体的黑色素供应不良，头发会过早变白。若皮脂缺乏，会改变毛发的结构，让它看起来没有光泽、毫无吸引力。皮肤上的皮脂，就像是杀菌和除霉的元素，能防止微生物入侵；它也预防皮肤干燥和龟裂，尤其是当皮肤暴露在阳光下和又热又干的空气中时。

遗传素质，或许也是形成秃头或其他皮肤问题的原因之一，但却不是一般所认为的主要原因。只要所有的胆结石被移除，且结肠、肾脏和膀胱保持干净，那么皮肤的功能通常能完全恢复，头发也会开始生长，尤其是女性。

## 胆结石是疾病的主要原因之一

胆结石是身体疾病的主要原因之一。它们影响了身体非常复杂、活跃且有影响力的器官之一——肝脏的功能。没有人能发明人工肝脏，因为它太复杂了。肝脏的复杂程度仅次于大脑，它在幕后操纵了最复杂精细的消化及代谢过程，进而影响了身体所有细胞的生命及健康。当人们移除了妨碍肝脏正常有效地进行它的任务的障碍后，它就能恢复到平衡且充满活力的状态。

第 2 章

# 如何判断是否有胆结石

无论患的是什么疾病，几乎所有患者的肝脏和胆囊里都有大量的胆结石。皮肤、眼睛或脚趾头上看起来不起眼的症状，都可能是胆结石的前兆。

在我研究了数千个被各种疾病，包括绝症折磨的病人之后，我发现每个人的肝脏里都有大量的胆结石，许多人的胆囊中也有。当这些原本利用传统或某些另类疗法治疗失败的人，通过肝脏净化法，形成简易的健康习惯并采取相应的措施后，竟然痊愈了！

接下来介绍的，是肝脏及胆囊中出现胆结石时常见的症状。如果你身上有其中任何一项问题，你都能从净化你的肝脏和胆囊中，获得相当大的好处。即使你不确定自己是否有结石，净化你的肝脏也是十分有益处的，它能显著地改善你的健康状况。古谚有云："欲知布丁味，亲尝便可晓"（The proof of the pudding is in the eating，寓意"空谈不如实践"）。要知道你自己是否有胆结石，唯一的方法就是做一次肝脏净化。你会发现当你清除了已经形成的胆结石，疾病的症状就会逐渐消失，身体会恢复健康。

## 皮肤出现的症状及标志

皮肤的主要功能，是持续调节我们的身体内部，以适应不断变动的外在环境，包括温度、湿度，以及光线。除此之外，覆盖在身体上的皮肤，保护我们对抗损伤、微生物及其他有害因素。除了必须应付这些外部影响，皮肤也会监控身体内部发生的变化，并据此采取行动。皮肤反映出器官及体液（包括血液和淋巴液）的状况。任何长时间的身体不正常，都会明确地反映在皮肤上，比如皮肤斑点、变色或状态的改变，像干燥、油光、皱纹等。几乎所有的皮肤疾病，都根源于肝脏状况的失衡。胆结石导致循环疾病，减少了供应到皮肤的营养，阻碍了废弃物从皮肤排除，并妨碍了皮肤细胞的健康发展和正常的更新。

### 黑斑，或大或小的棕色色块，颜色如同雀斑或痣

它们通常会出现在额头的左右两侧、眉毛中间或眼睛下方。它们也会出现在右肩上，或肩胛骨中间。最显著的是位于手背及前臂，也就是所谓的“黄褐斑”（也叫肝斑），通常见于中年及年纪较大的人身上。如果从胆囊自然排出来的结石被卡在结肠，那么黄褐斑就会出现在拇指和食指的交会处。最主要的结石从肝脏及胆囊中清除后，这些黄褐斑通常就会

逐渐淡去。很多人认为，黄褐斑是因为日晒以及“正常”老化引起的。其实，既然它也被称为肝斑，顾名思义，就是从肝脏来的，日晒只是将早已存在的酸性废弃物带到皮肤表层而已。

## 眉毛间出现垂直皱纹

这个地方常有1至2道，有时3道的直纹。这些线条或皱纹，并非自然老化的一部分，而是表明肝脏沉积了许多胆结石，也表示肝脏已经肿大并硬化。这些皱纹越深、越长，肝功能受损的程度就越大。在右眉附近的线条，也代表脾脏受到阻塞。此外，这些直线代表强烈的受压抑的挫折及愤怒。如果胆结石阻碍了胆汁的流动，愤怒就会上升。一个脾气坏的人，是因为他体内那些要经由肝脏通过胆汁排泄出去的有毒物质被卡住了。相反地，愤怒也会引发胆结石的形成。如果伴随着皱纹，出现了白色或黄色的色块，代表肝脏中已形成了囊肿或肿瘤。疙瘩或眉毛之间长出毛发，不管有没有皱纹，都代表肝脏、胆囊和脾脏已受到影响。

## 鼻梁上出现横纹

这是肝胆结石造成胰脏疾病的象征。如果线条很深且明显，则可能是胰腺炎或糖尿病。

### 头部两侧的太阳穴区域呈现绿色或深色

这显示出肝脏、胆囊、胰脏和脾脏因为肝及胆囊内的胆结石沉积，而无法发挥作用。伴随着这种现象，如果鼻梁任一边呈现绿色或蓝色，显示脾脏的功能已受影响。横跨过鼻梁的横线，也是胰脏功能衰弱的象征。

### 额头部位皮肤出油

这种现象说明胆结石使肝功能不良，也表示头部这个区域过度费力。如果脸部皮肤呈黄色，说明肝脏及胆囊胆汁失调，胰脏、肾脏和排泄器官衰弱。

### 头顶中心掉发

这种现象代表肝脏、心脏、小肠、胰脏及生殖器官已开始逐渐壅塞，且情况日趋严重。这样极可能会引起心脏病、慢性消化问题，形成囊肿和肿瘤。头发早年灰白，显示肝脏及胆囊功能不活跃。

## 鼻子出现的症状及标志

### 鼻尖变硬且增厚

这表明可能有慢性肝炎，会造成动脉硬化和心脏、肝脏、脾脏、肾脏及前列腺周围的脂肪堆积。如果鼻子过度肥大，且可以看见血管，那么离心脏病或中风就不远了。

## 鼻子持续呈现红色

这种情况显示出心脏的异常状态，会有发展成高血压的危险。紫色的鼻子，则代表低血压。这两种情况都是因为肝脏、消化和肾脏功能失衡。

## 鼻裂或鼻子有凹陷

这种现象是由心律不齐和心脏杂音引起的。如果鼻裂的其中一半比另一半大，即显示心脏的一边不正常肥大。伴随这种情况会发生心律不齐和惊恐发作。因消化系统疾病，例如便秘、结肠炎、胃溃疡等，大量的胆结石切断了供应到肝细胞的血液，肝功能因而减损，胆汁的分泌也减少（我亲眼见证过鼻子上的凹陷在肝脏净化后消失的实例）。

## 鼻子向左弯曲

除非是因为意外，否则鼻子出现这种不对称症状，表示身体右半部的器官出了问题，包括肝脏、胆囊、右肾、升结肠、右侧卵巢或睾丸以及右脑。造成这种情况的主要原因，就是肝脏和胆囊中堆积了胆结石（一旦结石被清除了，鼻子就很可能会回到中间位置）。

## 眼睛出现的症状及标志

### 眼睛下方的皮肤变黄

这表示肝脏和胆囊的活动过于活跃。这个区域如果呈现深色甚至黑色，是消化系统长时间出问题，造成肾脏、膀胱以及生殖器官负担过度形成的。而如果肾脏以及肺部偶尔发生淋巴流动受阻，造成这些器官失能，那么这个区域就会呈现灰色、白色。同时，内分泌系统也受到影响。

### 下眼睑下方有眼袋

这是消化和排泄系统受阻塞的结果，会造成头部区域的淋巴排泄不足。如果这些眼袋是慢性形成的且含有脂肪，就意味着膀胱、卵巢、输卵管、子宫和前列腺出现了发炎、囊肿，可能还会有肿瘤。

### 眼睛的瞳孔蒙着一层白雾

这层白雾主要由黏液和退化的蛋白质分子组成。它表明肝脏和消化功能长年有问题，会引发白内障。

## 眼白的部分持续呈现红色

这种情况是因为毛细血管增生造成的，表明循环及呼吸功能出了问题。眼白部分出现白或黄色的黏膜斑，表明身体因为肝脏和胆囊堆积了大量胆结石，因而累积了数量异常的脂肪物质。此时，身体就可能形成囊肿和良性或恶性的肿瘤。

## 在眼睛虹膜周围有粗的白线，尤其是在下部

这表示血液循环系统累积了大量胆固醇，淋巴系统有严重阻塞及脂肪堆积的状况。①

## 眼睛失去天然的光泽和亮丽

这是肝脏和肾脏都受到阻塞，无法再适当地过滤血液的信号。负载着有毒物质和废弃物的“肮脏”血液，重量比干净的血液要重，也更迟滞。浓稠的血液使循环变慢，并减少了供应到细胞及器官包括眼睛的氧气和养分。如果这种情况持续下去，细胞将会退化，且不可避免地老化或相继死去，眼细胞及脑细胞尤其会受影响，因为血液必须以与重力相反的方向流向它们。多数视力问题，都是直接或间接由肝脏和肾脏的血液净化能力降低造成的。

---

① 如果你想了解眼睛及虹膜与身体各个部位的关系，建议你去了解“虹膜学”或“眼睛诊断学”。

来自健康、有效率的肝脏中的干净且富含营养的血液，能轻易地流动，并更佳地滋养眼部组织，因而能改善多数的眼睛疾病。

## 舌头、口腔、嘴唇和牙齿出现的症状及标志

### 舌头上覆盖黄色或白色舌苔，尤其是舌头背面

这表明胆汁因为消化问题而分泌失衡。未消化的、发酵的或腐败的食物，会形成有毒残渣停在肠道里。如此一来，即会阻塞胸导管内的淋巴流动，使胸部及嘴巴的有毒物质和微生物无法被移除。

### 舌头边缘有齿痕，且通常伴随着白色的黏液分泌

这表明消化系统衰弱，无法从小肠吸收足够的营养。

### 舌头上有疙瘩

代表消化不良，在小肠和大肠都有发酵和腐败的食物。

### 舌头上有裂痕

这是肠道长期有问题的症状。若食物未被足量的胆汁混合，则有某部分食物会维持在未被消化的状态。未消化的食物

容易因细菌而腐败，并因此变成毒性的一个来源。持续接触这些细菌制造的有毒物质，会令肠壁不断受到刺激并受伤。肠壁上形成的伤口、疤痕及硬化，会反应在舌头的裂口上。

## 不断有分泌的黏液进入喉咙和口腔

胆汁有可能会回流入胃部，刺激具保护性的胃壁内层，并造成过多黏液产生。有些胆汁和黏液可能会跑到口腔，造成口腔有不好的（苦）味道，令人经常想清喉咙，有时也会引起咳嗽。当食物未被完全消化时，会造成没有苦味的黏液分泌，而毒性也跟着产生。黏液会帮忙困住和中和一部分这类毒性物质，但副作用就是会造成阻塞。

## 口臭及经常打嗝

这两者都表明胃肠道有未消化、发酵或腐败的食物。细菌在这些废弃物上发生作用，产生了具有数倍毒性的气体，因此不好的味道就从呼吸中散发出来。

## 嘴角出现了结痂

这表明有十二指肠溃疡，原因可能是胆汁回流入胃部，或有其他先前提到过的问题。嘴巴各个不同部位或舌头上的溃疡，代表肠胃道相应的区域正在发炎或有溃疡。举例来说，在下嘴唇外部的溃疡，代表大肠有溃疡伤口；嘴唇上的疹（唇疹），代表肠壁产生了比较严重的发炎及溃疡。

## 嘴唇上有暗红色的点或斑块

当全身的血液循环和淋巴排泄因迟滞和淤塞，导致肝脏、胆囊和肾脏产生阻塞，就会出现这些症状。这说明毛细血管里可能有了恶化的、异常的阻塞。如果嘴唇呈现暗红色或紫色，代表心、肺和呼吸功能正在退化。

## 嘴唇肿胀肥大

这种情况代表肠子有问题。如果下嘴唇肿胀，代表结肠有便秘、腹泻，或两者交替出现。未被完全消化的食物，会变成有毒气体，增加腹胀及十二指肠不适的可能性。若上嘴唇肿胀肥大，代表胃部有问题，包括消化不良，经常伴随着“火烧心”的症状。如果一个人的嘴巴不正常地紧闭，表明他的肝、胆囊，可能还有肾脏已有疾病。如果下嘴唇很干、脱皮且容易龟裂，则这个人不是有慢性便秘，就是会腹泻，结肠中有大量的酸性毒物。这种情况伴随着结肠细胞的严重脱水。

## 牙龈肿胀、敏感或流血

若口腔的淋巴排泄因为肠道淋巴阻塞而无法正常发挥效

能，就会出现这些症状。这也表明血液中酸性分子的负荷已经过重。喉咙深部的发炎，无论有没有扁桃腺肿胀，都是因为淋巴阻塞造成的。扁桃腺炎，通常发生在儿童身上，是由于淋巴液中的毒性持续滞留，肠道里的废弃物回流到扁桃腺中而引起的。

## 牙齿问题

这通常是因为营养不均衡造成的。消化不良或过度食用精加工以及容易产生酸性物质的食物，例如糖、巧克力、肉、奶酪、咖啡、汽水等，均会耗尽身体中的矿物质及维生素。

成人通常拥有 32 颗牙齿。每一颗牙齿都与脊椎上的某根脊椎骨相关联，而每根脊椎骨也都与一个主要器官或腺体相关。举例来说，如果 4 颗犬齿中的任意一颗蛀掉了，就代表肝脏及胆囊中有胆结石。如果牙齿变黄，尤其是犬齿，代表腹部中段的器官，也就是肝脏、胆囊、胃、胰脏和脾脏带有毒性。并不是细菌造成蛀牙，它们只是攻击那些失去酸碱平衡的牙齿组织。适当的唾液分泌，也在保护牙齿方面扮演了重要的角色。真正健康的牙齿可使用终生，并通过健康的消化系统来维持。

## 手、指甲和脚出现的症状及标志

### 指尖上的皮肤呈白色、肥厚

这是消化系统和淋巴系统机能失调的症状。除此之外，说明肝脏和肾脏可能形成了囊肿和肿瘤。过多的脂肪被排出，看起来像是皮肤上的油脂。

### 指甲呈暗红色或白色

指甲呈暗红色，表明血液中含有很多胆固醇、脂肪酸和矿物质，肝脏、胆囊和脾脏被阻塞且机能不良，而所有的排泄功能也因为废弃物而负荷过重。指甲呈白色，代表心脏、肝脏、胰脏、前列腺或卵巢等脏器的周围，堆积了脂肪和黏液。这种情况伴随着血液循环不良，以及血红素低下（贫血）。

### 指甲上有纵向隆起、凹陷与白点

指甲上有纵向隆起，通常代表对食物的吸收不良，重要的消化、肝脏及肾脏功能被破坏。这一般会引起疲倦感。拇指指甲上有很深的纵向垄起，若尖端还裂开，代表这个人的睾丸和前列腺或卵巢未能正常运转。这是消化及循环系统效率不佳造成的。指甲上的横向凹陷，代表饮食习惯有不寻常或巨大的改变，这种改变可能是有帮助的，也可能是有害的。指甲上有白点出现，是因为身体排出了大量的钙或锌（或二者都有），以应付吃糖或含糖的食物及饮料过度的情况。糖具有形成高度酸性的特性，且会从骨头和牙齿中释出钙、锌等矿物质。

## 前掌（the ball of the foot）有坚硬的突出

这种情况表明位于身体中段的器官在逐渐硬化，包括肝脏、胃、胰脏以及脾脏。它表示肝脏和胆囊中累积了大量的胆结石。

## 脚部的颜色呈黄色

这种情况代表肝脏和胆囊中累积了大量的胆结石。如果脚部任何一个位置呈现绿色，则代表脾脏和淋巴功能已经严重地紊乱。这会导致囊肿以及良性或恶性的肿瘤。

## 第四根脚趾头尖端变硬，或在它下方的区域长茧

这个症状显示，胆囊的功能衰弱。第四根脚趾粗糙、弯曲、疼痛，代表胆囊及肝脏的胆结石已形成好长一段时间。

## 第一根脚趾头弯曲

如果大脚趾头弯向第二根脚趾，表明肝功能因为肝脏胆管中出现胆结石而衰退。同时说明，从未被适当消化的食物、代

谢废弃物以及细胞残骸产生的有毒物质累积，使得脾脏和淋巴功能过度活跃。

### 第四根及第五根脚趾的指甲，呈现白色且表面粗糙

这表示肝脏和胆囊的功能不佳，肾脏和膀胱也有问题。

## 粪便的状态

### 粪便散发出浓烈、酸的臭味

这表示食物未被适当地消化。发酵且腐败的食物，以及粪便中大量“不友善”的细菌，让排泄物有不寻常的臭味且具有黏性。正常的粪便会由一层薄薄的黏液包覆住，可预防肛门被弄脏。

### 粪硬干且硬，或黏稠

这两者均表示有便秘情形。消化系统，尤其肝脏功能不佳的另一个症状，则是腹泻。

### 粪便呈现白色或灰泥色

这也是肝脏功能不佳的一个症状（胆汁令粪便呈现天然的棕色）。如果粪便漂浮在马桶里，表明里面含有大量的脂肪，

所以让它比水还轻。

## 身体各个部分互有关联

除了上面所列的之外，还有更多的征兆及症状也代表肝脏和胆囊中有胆结石。举例来说，右肩疼痛、网球肘、五十肩、腿部僵硬以及坐骨神经痛，都与肝脏中的胆结石有一定相关性。当胆结石被清除了之后，这些情况通常会消失。

身体是一个信息网络，每个部分都会影响另一部分，它们彼此之间密切相联。皮肤上、眼睛里或脚趾头上，看起来不显著的症状，可能都是严重健康问题的前兆。若你会辨识它们，净化你的肝脏及胆囊，再配合健康的饮食习惯及生活模式，你会发现健康、活力又出现了。为了预防疾病，让你在生活中每天都能保持健康，了解胆结石的成因，是非常必要的。

第3章

# 结石最常见的成因

饮食不当、服用化学药物、生活状态不健康，都会造成胆汁分泌失衡，进而形成胆结石。了解这些成因并将它们根除，才能真正远离肝胆结石。

胆汁由水、黏液、胆色素（胆红素）、胆汁盐、胆固醇以及酶和有益菌组成。肝细胞分泌这种呈现黄色、绿色或棕色的液体进入微小的管道——也就是胆小管中。胆小管互相联结，形成较大的管道，接着与右胸导管及左胸导管连接。这两条胸导管结合并形成胆总管，排泄从肝脏而来的胆汁，并将适量的胆汁供应给胆囊以供消化使用。

胆汁的成分若有任何异常改变，都会影响它对组成物的溶解度，因而产生胆结石。为了简单起见，我将胆结石分成两大类：胆固醇结石和色素结石。有些胆固醇结石由 60%以上的胆固醇组成，颜色为黄色或棕褐色。有些则是青豆色，质地一般而言较软，就像氧化锡一样。这些结石中，有的胆固醇含量可能高达 95%，有些结石则会包含其他有机物和脂肪。色素结石呈棕色或黑色，因为它们含有许多色素（胆红素）。它们已经钙化，所以比胆固醇结石硬且坚固。不过，以胆固醇为主的结石也会变硬且钙化。钙化的结石只会在胆囊中出现。

多种状况都会让胆汁的成分发生异常改变。具有溶解作用的胆汁盐加上大量的水，通常会让胆固醇处于液体状态。如果胆汁中胆固醇的含量增加，会压制胆汁盐的溶解能力，从而促使胆固醇结石形成。同样地，如果被制造的胆汁盐数量减少，也会导致形成胆固醇结石。此外，如果水分摄取不够，胆汁的流动性降低，使许多胆固醇未能被适当地溶解，也会让它构成小的胆固醇石头。时间一久，这些小石头就变成了结石。

若胆汁色素（胆红素），也就是红血球分解后的废弃物在胆汁中增加时，色素结石就会产生。肝脏中有大量胆结石的人，其形成肝硬化、镰状细胞性贫血或其他血液疾病的风险也会提高。这些并发症都会使胆汁中的胆红素浓度变高，而胆红素异常升高，将导致肝脏和胆囊中形成色素结石。

当肝脏中的胆汁成分不平衡，微小的胆固醇结晶便会开始与其他的胆汁分子结合，形成小结块。这些小结块会阻塞更小的胆小管，进一步使胆汁流动减缓，令越来越多的胆汁附着在这些小结块上。最后，结块大到一定程度，就被称为结石。这些结石有的会进入较大的胆管里，并与其他的结石凝结在一起，有的可能自己长成更大的结石。结果，即使较大的胆管中，胆汁的流动也同样逐渐受阻。一旦数条较大的胆管受阻，数百条较小的管道也会受到相应影响。最终肝管会被数量足以显著降低消化能力的肝内结石（在肝脏内产生的结石）严重堵塞，因为肝脏会持续制造胆汁，就有越来越多的胆汁被转变成结石，有些胆汁会进入血液中。一旦胆汁渗入血液，会导致皮肤变色（黄或灰色），并形成皮肤上的斑块，例如黄褐斑。

肝脏中胆汁流动迟滞，进一步改变了胆汁的成分，从而影响了胆囊。胆囊中一个小的胆汁结块，长大到足以被注意到并成为健康问题，需要约8年的时间。据悉，目前美国有1/10的人胆囊中有胆结石；其中，每年有50万人选择进行胆囊手术。然而，却很少有医生和病人知道一个事实，那就是几乎每个有着持续性健康问题的人，肝脏中都有胆结石。工业国家中的成年人，据估计约有95%有胆结石。

肝脏结石造成的疾病，比胆囊中的结石引发的还多。为了预防疾病，了解如何真正地、突破性地治疗疾病，我们需要知道，是什么令胆汁干涸、改变了它天然的菌丛、破坏了它的酶、增加了它的胆固醇和胆红素。接下来的四项内容，明确指出造成胆结石的最常见原因。

## 饮食不当

### 吃得过多

错误的饮食，或许该为造成胆汁的成分失衡，进而形成胆结石负最大的责任。在所有的错误饮食当中，饮食过量对健康的影响最为深远。经常食用过多食物，或饮食的频率高于身体滋养及维持本身的需要，消化液（包括胆汁）就会逐渐消耗殆尽。这会令被摄取的大量食物无法被完整消化。未消化的食物腐败并发酵，成为有害微生物活动的持续来源。这种非自然分解食物的方式，改变了肠道环境的pH值（酸碱值），将它转变成利于酵母成长寄生的环境。（净化肝脏和结肠，均衡摄取新鲜、碱性的食物，是预防并治疗寄生虫感染最有效的方法；杀死寄生虫无法真正解决问题，即使能发挥一定作用，效果也有限。）若越来越多的有毒物质开始累积或存留在肠道中，淋巴和血液会开始吸收一些有害物质，导致淋巴系统更进一步阻塞，血液也变浓稠。这些都会使肝脏和排泄系统不堪负荷。

肠道疾病会使小肠的下半段无法进行有效的再吸收，而严重地耗尽体内的胆汁盐。胆汁盐指数低下，会导致胆结石形成。这可以由患有克罗恩病和其他形式的肠道易激综合征患者有显著的结石形成风险中得到证明。

因为过度饮食而导致血液及淋巴状态失衡、肝小叶里的血液减少，进而改变了胆汁的成分，并产生胆结石。肝脏中的胆结石进一步阻塞血液和淋巴液，使整个身体的基础代谢变差，结果一个人吃得越多，身体细胞可获得的养分反而越少。事实上，持续地过度饮食会导致细胞饥饿，产生比正常状态更强烈的进食渴望。不断渴望吃东西，是严重营养不良及代谢失衡的征兆。此外，它也代表肝活动失衡，以及有胆结石形成。

吃到你感觉完全饱了，或感觉自己再也吃不下任何东西，就意味着你的胃已到了无法发挥功能的地步。只有当胃还有1/4 以上的空间时，胃中的消化液才能和摄取的食物混合。两个弓起的手掌所能容下的食物，大概等于你 3/4 的胃容量（请用你自己的手来测量），是胃一次最多能处理的量。因此，最好在你感到还能再吃一些时，就停止进食。让晚餐餐桌稍微“饿”一点儿，能大大地改善消化功能，并预防结石。

## 在两餐之间进食

最古老的健康科学——阿育吠陀（Ayurveda）认为，“在前一餐还未消化完之前进食”，是造成疾病的最主要原因之一。下面是人们在餐与餐之间进食的常见原因：

（1）充满压力、忙碌的生活状态。

（2）大量经过加工、精制及包装精美的食物，太容易获得。

（3）快餐厅不分日夜为大家提供便利的服务。

（4）人们因缺乏进食的满足感及营养，而变得渴望食物。这可以从在看电影时，人们快速地吃着爆米花或垃圾食物中表现出来。

（5）人们为了安抚自己，逃避处理恐惧或没安全感的事务，而形成情绪化进食。

这些原因造成的不规律饮食的习惯，在现今人们的生活中相当普遍。食物被极度加工和改变，它们所含的营养和能量（气）越发少，我们就不得不摄取更多的食物来满足身体的每日所需（摄取营养补充品无法取代真正的食物，也无法提供进食带来的满足感，而这些却是身体成功消化并处理营养时必需的）。

不规律的饮食习惯，包括在餐与餐之间进食、在半夜吃夜宵，大大地扰乱了身体精密的生物节奏。人体内大部分的激素分泌，都要依赖规律的进食、睡眠、起床循环。举例来说，将食物分解成最基础的营养分子的胆汁和肠道消化液的制造高峰是在一天的正中午。这也就是说，一天的最“大”一餐应该在这个时候吃。相反地，身体的消化能力在早晨和晚上是较弱的。如果日复一日，午餐只是简单吃个小点心，胆囊会无法将它所有的内含物挤到肠道中，因而留下足够多的胆汁来形成胆结石。请注意，胆囊天生的设计，是在一天的中午期间释放出最多的胆汁。如果你不利用身体自然产出的东西，它就会自行利用。

除此之外，在午餐时间只吃一些没营养的食物，会造成营养不良，并让你经常渴望食用能够快速补给能量的食物或饮料，包括用白面粉（淀粉的作用和白糖一样）制造的甜点、派饼、面包、通心粉等，以及巧克力、咖啡、红茶、汽水等食物。摄取这类食物，胆囊只会释放少量的胆汁，然而只分泌这么一点点胆汁，并不足以完全清空胆囊，如此一来就会增加胆形成结石的可能性。

如果经常在餐与餐之间有进食的渴望，意味着消化和代谢功能严重失衡。举例来说，如果你在吃饭后的一两个小时内又吃下某样东西，胃就得被迫让先前吃下的餐点保持半消化状态，而去消化刚被摄取的食物。之前的食物会开始发酵、腐败，变成消化道内毒性的来源。相对地，新的食物所接收到的消化液是不够的，同样也只有一半能被消化。当身体忙于消化某一餐时，无法同时制造并输送足以处理另一餐的胆汁，或其他消化液。如果这个时走时停的过程重复多次，就会制造出不断增加的有毒物质，而使到达身体细胞的营养不断减少。这两种情况都会造成胆汁盐的减少（对食物消化不良而减少胆汁盐的再吸收），使肝脏为了应对对脂肪的消化不良而增加制造胆固醇。这些都会让身体别无选择地去制造胆结石。

要脱离这种致命的循环，你要让自己更有意识地度过渴望食物的初始阶段。当你的身体有不舒服的症状时，要去感受身体“告诉你”的。问问自己，你的身体真正需要什么。如果你渴望某种甜的东西，试着吃些水果代替。

对很多人来说，渴望进食事实上是脱水的反映，整个身体真正渴望的是水。因为饥饿和口渴的信号是相同的，一旦你喝了一两杯水，饥饿的痛苦或不舒服的感觉就会下降。同时，确认你在午餐时吃了一顿丰盛且富含营养的餐点。若你及时对自己的肝脏进行一次完全净化，你的身体就能从这顿正餐接收到足够的营养，基本可以满足身体每日所需。这能有效地终止你对食物的渴望，以及在餐与餐之间进食的需求。

## 晚间吃得过于丰盛

另一个饮食错误，是你把一天中的主要一餐放在晚间。胆汁和消化酶的分泌在下午过后会显著减少，特别是在 6 点之后。因为这个原因，含有肉、鸡、鱼、奶酪或蛋等食物的餐点，无法在一天之中的较晚时间被适当消化。油脂量高的食物或那些油炸食物，要在晚间完全消化，对身体而言是很困难的，因而这类餐点就会在肠道中转变成有毒废弃物。

未被消化的食物最终一定会阻塞身体，首先是在肠道，接着是淋巴及血液。这会大大地影响日间餐点的消化质量。逐渐地，由盐酸、胆汁和消化酶等的分泌平衡来决定的消化能力就会降低，进而造成类似过度饮食所致的副作用。因此，在晚间吃大餐，是形成肝胆结石的主要原因。在上床睡觉前进食，也会抑制消化功能，道理差不多。理想的状况是，从最后一次进食到睡觉，至少要有 3 个小时的间隔。晚餐最理想的时间，是

6 点左右，理想的上床时间是晚上 10 点左右。

## 摄取过多蛋白质

如同先前提到的，摄取过多蛋白质会导致血管（毛细血管和动脉），包括肝窦（liver sinusoids）的管壁变厚并阻塞。血窦里的蛋白质废弃物，会阻碍血清胆固醇离开体内的血流。这会让身体误以为肝细胞内缺乏胆固醇，因而刺激肝细胞增加胆固醇的产量到一个异常程度（治疗及保护受伤的动脉时需要部分胆固醇）。过剩的胆固醇进入肝管中，接下来会被带到小肠进行吸收。然而，因为细胞膜和窦状隙的开口被累积的蛋白质纤维（胶原）堵住了，因此大部分过剩的蛋白质无法到达小肠，而是被困在胆管里。所有过剩的蛋白质（未与胆汁盐结合的）与肝脏、胆囊中的其他胆汁成分结合，形成了小的结晶块，发展为胆固醇结石。

值得注意的是，亚洲人一般是采取低蛋白质、高脂肪的饮食，他们的胆囊中较少有胆固醇结石。而美国人的胆囊中胆固醇结石却非常普遍，因为美国人的饮食富含肉类及奶类蛋白质。

饮食中的脂肪在升高血液胆固醇的含量上，只扮演了一个次要、不显著的角色。肝细胞根据身体每天正常代谢所需产生大部分的胆固醇。我们的饮食中需要胆固醇的主要原因，并非是我们本身对胆固醇有需求，而是需要它来帮助消化并吸收其他食物，以产生脂溶性的维生素。而当肝窦的管壁，被厚厚地涂满蛋白质废弃物时，肝脏就会提高胆固醇的产量。

体内制造过多蛋白质的原因，还包括压力、抽烟以及饮用含酒精和咖啡因的饮料。举例来说，抽烟会让吸入的一氧化碳破坏红细胞，因此无法释放大量的蛋白质分子到血液中。一旦这些丢弃在血管壁中的退化的蛋白质数量过多，就无法让数量足够的胆固醇到达身体细胞，而肝细胞就会自动地增加胆固醇的产量。这种反应的副作用，就是形成胆结石。

如果你不是个素食者，也最好将肉类①、蛋和奶酪戒除，然后将其他动物性蛋白质，例如禽肉和鱼的摄入量降到最少。不过，虽然所有动物性蛋白质都可能会促使形成胆结石，但白肉，包括鸡肉、火鸡肉和兔肉，对肝脏造成的伤害较小，不过前提是它们必须是放养的，且一周摄食不超过一或两次②。最

---

① “护士健康研究”（The Nurses’ Health Study）是针对引发女性重大慢性病的危险因素所做的最大型预测性研究。根据这个研究的最新结果（2006年11月），每日吃超过一又1/2份的牛肉、羊肉或猪肉的妇女，患上激素受体阳性乳癌（hormone-receptorpostive breast cancer）的概率，会增加一倍。一份大约等同于一个汉堡或热狗堡。如此少量的肉也会引发很多其他健康问题，包括胆结石。

② 请注意，禽肉是所有的动物性产品中，含有最多寄生虫及寄生虫卵的。举例来说，美国超过80%的禽肉都含有沙门杆菌。禽肉和鱼肉等肉类，会自然成为寄生虫寄生之处。

好避免食用油炸的食物，因为它们会使胆囊和肝脏的病况恶化。一旦你对肉类或其他动物性蛋白质的胃口消失了，你就能逐渐地转换到一个平衡且严格的素食饮食（vegan）状态。

世界上超过 2/3 的人口，都保持素食（vegetarian，每天会摄取一些奶制品）或严格的素食（vegan，不吃来自动物的任何东西），因此，他们不消耗或只消耗少量的动物性蛋白质。这些族群几乎不会出现像心脏病、癌症、骨质疏松、关节炎、糖尿病、肥胖、多发性硬化症等退化性疾病。

身体对蛋白质的需求实际上是很少的，绝对不像食品及医疗产业所引导你去相信的那么多。首先，身体约有 95%的蛋白质是可回收再利用的；其次，肝脏会从氨基酸合成新的蛋白质（肝脏会从氨基酸合成无法从食物中获得的新的蛋白质）。事实上，人体的每个细胞都会制造蛋白质，每个细胞的细胞核会持续地进行蛋白质的生产。脑细胞也会制造蛋白质，也就是神经肽（neuropeptide），以应付你所有的思考或感觉。神经肽，也被称为神经传导素，是分子间的语言，使心智、身体和情绪能够沟通。身体制造数千种不同的酶，全部都含有蛋白质。不摄取蛋白质并不会令身体制造蛋白质的能力消失；相反地，摄取过多蛋白质却会严重地阻塞血液和淋巴液，并令细胞窒息，同时令它们制造蛋白质的能力消失。事实上，大部分蛋白质缺乏的情况，都是因为吃了过多的蛋白质。

所有的蛋白质都由各种氨基酸链（chains of amino acids）组成，而氨基酸含有氮、碳、氢以及氧分子。空气充满了这四种分子，当身体吸入空气时会摄入它们（当你吸入空气时，你不只是利用氧分子，而是所有的分子）。因为它们都是立刻进入血液中的，所以它们都能立刻被身体细胞利用。利用自身的蛋白质满足自我需求，对人体的脑细胞和其他部位的所有细胞而言，是唯一真正有效的方法。

要让人体将被杀死的动物中含有的退化性死亡蛋白质，转换成新鲜、充满活力的蛋白质，实在是非常复杂、没效率的、吃力的事。加热鱼、蛋、肉和禽肉，几乎会完全破坏这些蛋白质，让它们变得非常难以被人体细胞所用。如果身体必须依赖经常性地食用蛋白质食物才能生存，那么世界上大部分人都会病得非常严重，甚至死亡。然而，这种事并没有发生。相反地，世界上最不健康的人，往往都住在蛋白质被认为是必需品的美国，以及其他工业化国家中。必须每日食用富含蛋白质食物的普遍建议，不只误导了你，更是极不科学的。①

采取均衡、严格素食饮食的人，几乎很少患慢性病。一项最新研究显示，严格素食的饮食方式甚至可以改善糖尿病。还有另一个错误的认知，就是严格素食的人比吃肉的人缺乏维生

---

① 作者已经有超过 35 年的时间未摄取任何形式、任何浓缩的蛋白质食物，至今未曾因此而缺乏蛋白质。

素$B_{12}$，所以比较容易贫血。事实上，我所见过的贫血的人当中，吃肉的远多于素食主义者。我在小时候仍食用动物性蛋白质时，多年来深受儿童贫血症所苦，但在经过 8 个星期的严格素食之后（除了奶油之外），完全康复了。必须结合某些食物，才能获得完整的蛋白质这个建议，也是完全错误的。身体不需依赖食物中的蛋白质，来制造它维持健康所需的蛋白质。

最强壮的动物，比如大象、野马、猩猩以及牛，也都不需要摄取动物性蛋白质。就像我们一样，它们巨大的肺部为它们提供适量的分子，让它们制造蛋白质和强壮的肌肉。如果以动物性蛋白质来饲养它们，它们就会生病或死亡。除此之外，想一下鳄梨、豆子、坚果和种子等植物，是如何制造它们自己的蛋白质的。这些植物从空气中摄取氮、氢、碳和氧分子（二氧化碳），通过阳光和水的帮忙（结合了氢和氧分子），以及少量从土壤而来的矿物质，制造糖类和蛋白质。我们身体做这件事的能力，会还不如它们吗？

母乳，是新生婴儿最重要且营养最均衡的食物。然而，与牛奶相比，它几乎不含蛋白质——它只含有约 1.5%的蛋白质。牛奶的蛋白质含量约是母乳的 3 倍。在生命一开始，成长中的婴儿就会自然地避免摄取浓缩的蛋白质食物。他们根本就不需要这种食物，因为婴儿的第一口呼吸就提供了大部分的原料，启动细胞合成蛋白质。要知道，终身实行严格素食的人，患有胆结石、心脏病和癌症的概率是最低的。

## 其他食物及饮料

蛋、猪肉、油腻的食物、洋葱、家禽、低温灭菌牛奶、冰淇淋、咖啡、巧克力、柑橘类水果、玉米、豆子以及坚果，已证明会对有胆囊疾病的人造成更大的伤害。在1968年的一项研究中，当一群患有胆囊疾病的病人，不再食用以上所有食物之后，症状完全消失了。如果在他们的饮食中加入蛋，则有高达93%的病人的胆囊受到伤害。特别是蛋的蛋白质，会形成胆结石。研究人员认为，摄取会导致过敏的物质，会让胆管肿胀，进而妨碍胆汁的释放。这个说法只有部分正确。以阿育吠陀的观点，胆结石是一种火型的疾病（Pitta disorder），影响几乎所有火型体质的人。不过任何体质的人都可能患有火型的疾病，形成胆结石。在东方的印度古语中，“火型”字面上的意思就是胆汁，这种体质的人会分泌大量的胆汁。当火型体质的人经常食用或吃了大量上述食物时，胆汁的分泌就会变得不稳定、过剩或不规律。胆汁的成分变得不均衡，而导致硬化。这并不是说火型体质的人自然就会产生胆囊疾病，而是说这些人的消化系统，并不是设计来消化这些无助于他们的身体发育和维持的特定食物的。

一般认为火型体质的人，对某些食物或饮料只能产生有限的酶来进行分解，比较显著的是以下这些：

酸奶制品，包括奶酪、酸奶和酸奶油；蛋黄；含盐奶油；所有的坚果，除了少量的杏仁、美洲薄壳胡桃以及核桃；辛香料，以及西红柿酱、芥末、腌渍物和精制的加工盐；含醋的色拉酱；辛香料（酱料）；柑橘类水果及果汁；所有酸的、未成熟的水果；红糖；全谷物（未经磨辗过的谷物，例如许多全谷面包中都有）；糙米；扁豆；酒精；烟草、咖啡和茶；可乐和其他的软性饮料；人工甜味剂、防腐剂及色素；大多数的成药及麻醉剂；巧克力和可可；隔餐的食物、冷冻和微波食品以及所有冰的饮料。

虽然火型体质的人容易形成胆结石，但其他体质的人如果经常食用和他们天然的本质需求相抵触的食物，也同样会有罹患肝胆结石的风险。

此外，加工及腌渍过的食物和饮料，会干扰所有体质的人的肝功能。含有人工甜味剂，例如阿斯巴甜、蔗糖素或糖精的食物，会严重地伤害肝脏、胆囊及胰脏。经常饮用酒精性饮料，将令胆汁和血液脱水，造成肝脏中的脂肪堆积；摄食含糖量高的食物也会有同样的影响。此外，碳酸饮料和果汁，也都含有大量的糖。小孩对糖的摄取量增加，可以解释为何现今的年轻人有胆结石的比例如此之高，按正常情况而言，这么早的阶段，胆囊里有胆结石的小孩应该很少。（我知道有很多病童，已做过肝脏净化，并排出数以百计的胆结石。）

10~16 岁的孩子，可以以成人一半的剂量（苹果汁、泻盐、橄榄油和果汁）来进行肝脏净化。除非是骨架特别小的小孩，否则 16 岁及以上的孩子，可以遵照和成人一样的程序。如果孩子摄取均衡且富含蔬菜、水果及多糖类的素食饮食，则几乎不会有胆结石。

## 精制与非精制盐造成的影响

天然海盐含有 92 种必需矿物质，而精制的掺假盐（化学工业的副产品）只包含两种元素：钠和氯。如果细胞缺乏微量元素，它们就会失去控制其离子的能力，这会对人体造成可怕的影响。即使只是暂时丧失离子平衡，体内的细胞也会开始瓦解，这会导致神经性疾病、大脑损伤或肌肉痉挛，并破坏细胞再生的过程。

摄取天然海盐（重新建构的海水），能令液体自由地通过身体的细胞膜、血管壁及肾脏的肾小球（过滤器）。当血液中天然盐分的浓度上升，盐分就可随时与邻近的组织液结合，然后细胞就可从富含营养的细胞间液中获取更多的养分。此外，健康的肾脏能够轻松移除这些天然的含盐液体，这是保持体内液体浓度平衡的必要条件。而精盐会让身体处于高度危险中。它妨碍了这种液体与矿物质的自由通行（见下文所述原因），造成液体沉积并淤塞在关节淋巴管和淋巴结以及肾脏中。商业化生产的盐所造成的脱水效应，会导致胆结石形成、体重上升、高血压以及其他的健康问题。

身体需要盐分来适当地消化碳水化合物。有了天然盐，唾液和消化液才能分解碳水化合物的纤维部分。盐分在未溶解、离子化的形式时，可促进消化过程，并洁净消化道。

而餐桌上商业化生产的盐所引发的效应却是相反的。为了让盐不容易潮，且更便利地让消费者使用，盐的制造商添加了干燥剂、各种不同的漂白剂等化学物质。盐在经过如此处理之后，无法与人体的体液混合或结合，会妨碍体内最基本的化学和代谢过程。水分滞留、肾脏及血压问题，就是食用精盐的最明显结果。精盐也被添加在数千种不同的加工食物里。大约有 50%的美国人有水分滞留的问题（体重上升及肥胖的主因）。大量摄取精盐，是产生这些问题的主因。

在被商业化制造之前，盐被认为是地球上最珍贵的商品，甚至比黄金还珍贵。在凯尔特时代（Celtic era），盐被用来治疗重大的身体、心理疾病和严重的烧伤，以及其他病痛。研究显示，海水消除了电解质的不平衡，避免了免疫反应失调、过敏，以及许多健康问题。（详情请见第 5 章的“食用非精制的盐”。）

近几年来，盐的名声实在不好。人们对它的畏惧，就像害怕胆固醇一样。很多医生警告他们的病人，要远离钠以及富含钠的食物。然而，如果过着无盐的生活，意味着你会因为缺乏矿物质及微量元素，而增加患其他相关疾病的风险。而摄取非精制盐既能满足身体对盐的需求，也不会扰乱电解质的平衡。如果你的饮食中含有大量的天然钾，你就不需担心真正的海盐中相对少量的钠会对你造成伤害。食物中含钾特别高的食物，包括香蕉、杏桃、酪梨、南瓜子、豆子、马铃薯、冬南瓜（winter squash）以及许多其他蔬菜。然而，如果体内的钾低于正常值，钠（即使是天然盐里的）也会让身体不均衡。

凯尔特海盐（Celtic ocean salt，颜色是灰色的）是非常有助于消化的产品，因为它是通过日晒而自然萃取的。其他的好盐，可在全食物商店或合作商店（co-ops）中找到。有一些是彩色的，有些是粉红色的。喜马拉雅山岩盐（Himalayan salt），被认为是其中最好且最富营养的。如果将它溶解在水中，或加在烹调食物的汤汁中，这些盐就能对细胞产生深入而正面的影响。非精制盐能帮助洁净并解毒胃肠道，且能将有害的细菌包围起来。

## 脱水

很多人呈现脱水状态，却不自知。脱水的身体使细胞无法接收足够的水分，来进行基础代谢。细胞干涸的原因很多：

（1）水分摄取不足（每天少于 6 杯纯水）。

（2）经常喝具有利尿效应的饮料，例如咖啡、红茶、汽水饮料以及酒精类饮料，包括啤酒和红酒。（药草茶如绿茶、薄荷茶等，并没有利尿效应；低咖啡因的咖啡和茶，比起含咖啡因的，造成的伤害更大。）

（3）经常食用刺激性食物或物质，例如肉、辣椒、巧克力（除了少量的黑巧克力）、糖、烟草、迷幻药、汽水以及人工甜味剂等。

（4）压力。

（5）大多数的成药。

（6）过度运动。

（7）过度饮食及体重过重。

（8）每天花数小时看电视。

这些因素都会让血液变得浓稠，并因此迫使细胞排出水分来维持血液的稀度。然而，为了避免自我毁灭，细胞开始紧抓住水分。它们通过增加其细胞膜的厚度来达到这一目的。胆固醇这个泥状物质，便开始把细胞包起来，以防止细胞水分流失。虽然这个紧急措施可以保留水分，并在当下救细胞一命，但它也降低了细胞吸收新的水分以及所需营养的能力。继而，一些没被吸收的水分和养分，就沉积在细胞周遭的组织液中，造成身体肿胀，以及腿部、肾脏、脸部、眼睛、手臂和其他部位的水肿。这会导致相当程度的体重增加。同时，血浆和淋巴液开始变稠且阻塞。脱水也影响了胆汁的自然流动，并因此促使胆结石形成。

茶、咖啡、可乐和巧克力，都具有相同的神经毒性（刺激物）——咖啡因。咖啡因被释放入血液时，会启动一个强大的免疫反应，以助于身体中和并降低这个刺激。有毒的刺激物刺激了肾上腺，且在某些范围内，刺激了身体的许多细胞，释放压力激素肾上腺素和皮质醇到血流中。这种能量突然间的激增，就是我们说的“战斗或逃跑反应”。如果持续地食用刺激性食物，身体的自然防御反应会因过度使用而失去功效。压力激素会持续地分泌，它的成分是具高毒性的，最后会改变血液的化学结构，并对免疫、内分泌和神经系统造成伤害。日后的防御反应将会越来越衰弱，身体变得更容易被感染或产生其他不舒服的症状。

在喝了一杯咖啡之后能量会突然提升，并不是咖啡因本身直接造成的，而是免疫系统试图摆脱咖啡因而产生的效应。然而，过度兴奋和压抑的免疫系统，最终会无法提供不断增量的让人“精力充沛”的肾上腺素和皮质醇，以让身体不受酸性神经毒素咖啡因的影响。在这个阶段，人们会说他们已“习惯”了这个刺激（例如咖啡因）。人们倾向于增加摄取量，以感受它带来的“好处”。最常听到的话是：“我极渴望一杯咖啡。”

反映出说话人的情况濒临危险。

因为身体细胞必须持续地排出水分，以移除神经有毒物质咖啡因，因此经常饮用咖啡、茶或汽水就会令细胞脱水。你每喝一杯茶或咖啡，身体必须动员 2~3 杯的水去除咖啡因，这对身体而言太过奢侈且无法负担。这同样也适用于软性饮料、药厂制造的药，或其他刺激物。看好几个小时的电视也是一种刺激。（详情请见后面“其他因素”。）所有的刺激通常都会造成胆汁、血液和消化液大量脱水。

## 体重快速减轻

体重过重者比起一般体重者，体内有胆结石的风险更高。减掉过剩的体重，能让身体更加健康，是毋庸置疑的事实。举例来说，许多人可以通过减重，让高血压、血糖和胆固醇趋于正常。

然而，如果每日采用非常低的卡路里饮食计划，而达到快速减重的目的，会增加形成胆结石的风险，无论是肝脏还是胆囊。有些低卡路里的饮食法并未包含足够的脂肪，以让胆囊充分地收缩以排空胆汁。一个包含大约 10 克脂肪的餐点或点心，对胆囊正常地收缩是必要的。如果不这样，胆囊会留住水分，继而导致结石形成。

肥胖与分泌过多的胆固醇进入胆管有关，这会增加形成胆固醇结石的风险。如果肥胖者利用不均衡的饮食计划，或利用减肥药来快速或持续地减重，则受到阻塞且因而营养不良的身体，会从被保留的废弃物里寻求可利用的营养及脂肪分子。而这会快速地升高血脂，并进一步增加形成胆结石的风险。采用快速减重计划的人骤然形成的胆结石，会造成胆汁里胆固醇增加及胆汁盐减少。

在接受胃绕道手术之后快速减重的肥胖病患者，也非常容易形成胆结石（在胃绕道手术中，胃的容量减少了，让人不会过度饮食）。有项研究发现，接受胃绕道手术的人有超过 1/3 (38%)，会在手术后 3 个月内形成胆结石。（但这项研究发现，只指出了胆囊中的胆结石。）这对肝脏本身造成的损伤，比胆囊中累积胆结石对器官造成的负面影响还大很多。

如果持续或快速减轻体重，会增加形成胆结石的风险。降低这个风险最明显的方法，就是渐进式地减重。事实上，当人们清除了有毒废弃物，包括胆结石，并采取了均衡的生活形态及适当的饮食后，这个问题就解决了。在这种情形下，减重不会增加胆囊疾病的风险，而会降低这个风险。排除肝脏和胆囊中所有的结石，并保持肠道洁净，肥胖者会逐渐改善消化功能，并重新获得活力。这种方法切断了与骤然降低体重相关的副作用。

## 低脂饮食

将低脂饮食推广为“最健康的饮食方式”，必须为发达国家的人们中持续增加的肝脏及胆囊疾病，负一部分的责任。富含蛋白质的食物仍被视为强健身体和增强活力的重要条件；相反地，脂肪却被指名是造成许多现代慢性病的罪魁祸首，包括动脉硬化症。

20 世纪初，全球极少有所谓的心脏病，那个时候每人的脂肪消耗量几乎都是相同的。然而，在第二次世界大战之后，蛋白质的消耗在全球发达国家中急剧增加。工业化国家过度消耗蛋白质，造成循环疾病的数量和因心脏病而不治的案例空前多。相较之下，这些健康问题在几乎只吃素食的种族里，很少发生。事实上，美国医疗协会（American Medical Association）发表的报告指出，素食能预防 97% 会导致心脏病的血栓形成。

虽然均衡的素食也含大量的脂肪，但脂肪似乎没对循环系统造成任何不利的影响（当然，除非它们含有有害的反式脂肪）。相反地，食用过量的动物性蛋白质会造成肝脏血管壁增厚，致使胆管内形成胆结石。胆结石的形成，减少了肝脏的胆汁生产量。胆汁分泌减少，妨碍了身体消化脂肪的能力。因为消化不良，可能引起体重增加，以及其他因这种情况造成的不舒服。而医生只会建议这些人减少饮食中的脂肪量，但这会令胆囊无法完全排空它的胆汁。最后，身体有用的必需脂肪和脂溶性维生素会短缺。如此一来便促使肝脏增加胆固醇的生产量，形成越来越多的胆结石。

身体从食物中获得的脂肪越少，情况就变得越严重。若脂肪无法适当地被消化，就会让身体进入一个恶性循环中。在大多数案例中，只有清除肝脏和胆囊中的所有胆结石，且逐渐地增加脂肪的摄取量到达一个正常值，这种恶性循环才能停止。

举例来说，低脂牛奶是另一个会引发这种致命循环的罪犯。在自然状态下，全脂牛奶含有消化牛奶蛋白质所需的适当脂肪量。若没有牛奶脂肪，牛奶的蛋白质就不能被消化。如果牛奶中的牛奶脂肪被移除了，胆囊就无法释放正确数量的胆汁，以消化牛奶蛋白质和牛奶脂肪。因此，牛奶蛋白质和脂肪就会在没被适当消化的情况下通过胃肠道，大部分的蛋白质会腐败，而脂肪也会产生腐臭油脂味。这全都会导致严重的淋巴阻塞，此种现象常见于喝配方奶而肚子鼓胀的婴儿身上。[①] 这些婴儿会有肠绞痛之苦。他们的脸不但不瘦，还会像月亮一样；而他们的手臂、腿和肚子，是水肿和肥大的。这些婴儿比较容易患感冒和其他感染，有睡眠问题，且有爱哭的倾向。非常年幼的孩子肝脏中形成胆结石的情况，可归结于未被消化的

---

① 这种阻塞的情况，也常见于被告知要多喝牛奶来强化骨骼的妇女身上。

牛奶或配方牛奶。现在即使是食品商店里出售的全脂牛奶，含脂量也减少了，让牛奶无法被大多数人消化。

## 化学药物

### 激素替代疗法及避孕药

女性形成胆结石的风险，比男性高 4 倍。过去习惯使用或现在正在使用避孕药及激素替代疗法（HRT）的女性，尤其明显。医学研究表明，口服避孕药以及其他的雌激素，会使女性形成胆结石的可能性加倍。包含在避孕药和激素替代品里的女性激素——雌激素，增加了胆固醇并降低了胆囊收缩。因此，这种雌激素效应不仅必须为肝脏和胆囊中的胆结石负责，还要为很多其他因为肝脏和胆囊效能降低而造成的疾病负责。早些的医学研究也指出，激素替代疗法药物里含有的孕激素（progestogens）与形成胆结石是有关联的。

### 其他药品

用于降低血液中的脂肪量（脂质）的处方药，包括降固醇酸（clofibrate）氯贝丁酯（Atromid-S）或类似的降胆固醇药物，事实上会增加胆汁里的胆固醇浓度，因而增加形成胆结石的风险。这些药物成功地降低了血脂（它们原本的设计就是这个目的），然而，出现高血脂事实上意味着缺乏脂肪。当脂肪无法通过血管的细胞膜时，会被困在血液中，以致细胞中缺乏脂肪。一旦通过药物来降低血脂，反而会使身体细胞渴望脂肪，如此一来会导致严重的细胞退化。

奥曲（Octretide），最新一代的他汀类药物之一，让胆囊无法在吃了含有脂肪的餐点之后排空，留下一大堆胆汁来形成结石。这种医疗方法所造成的危险十分显著，比提高血脂还要严重。（与一般的观念相反，至今，“高血脂必须为造成心脏病负责”的论调，仍是没有科学根据的。）

根据数个发表在各种不同医学期刊，例如《刺胳针》（*Lancet*）上的研究，某些抗生素也会导致形成胆结石。其中一种是头孢曲松钠（Ceftriaxone），用来治疗下呼吸道感染、皮肤及尿道感染、子宫发炎以及骨头和关节感染、脑膜炎。

相同地，替肾脏和心脏移植病人注射的抗排斥药物，也会增加胆结石形成的风险。通常被用来控制高血压的利尿剂（Thiazides），也会为患有胆结石的病人带来胆囊疾病。此外，根据发表在《周产医学期刊》（*Journal of Perinatology*）上的研究，服用呋塞米（furosemide，Lasix）来治疗高血压和水肿的孩子，也很容易形成胆结石。用来治疗高血压的前列腺素（Prostaglandins），副作用也没少多少。阿司匹林和泰诺

(tylenol) 等止痛药，最近研究也显示会升高血压 34%，且因此伤害肝脏和其他器官。

所有的化学药物在本质上都是有毒的，且需要通过肝脏来解毒。受损的肝脏功能，让许多有毒的化学物质进到胆汁中，改变它的组成成分的自然平衡，导致肝脏和胆囊中形成结石。需要指出的是，上述的研究只指出这些药物对胆囊中形成胆结石的影响，并未揭露这些药物对肝脏本身造成的严重损伤。如果成药会导致胆囊中形成胆结石，那么我们可以假设，因它们而在肝脏的胆管中形成的胆结石就算没有上千，也有数百颗。我不断发现，过去服用过化学药物的人，比起那些没吃过化学药物的人，体内出现的胆结石多得多。

以症状为导向的治疗法，让人们付出极大的代价，也就是基础肝功能受到损害。排除身体中所有的胆结石、恢复正常血液值、改善消化和移除废弃物，比起抑制一种疾病的症状要更加容易且有效。症状不是疾病，它们只是身体需要被关注、支持和照顾的信号。疾病，事实上是生存的努力，把疾病当成敌人一样来对付，会破坏身体的治疗能力，且播下形成更多疾病的种子。

## 氟化物的毒性

因为肝脏无法分解氟化物，所以它会将这种有毒的化学物质送入胆管中（这是肝脏处理氟化物的唯一可选择的方式）。这会导致胆管阻塞和其他无数的毛病。氟化物被添加在美国以及许多国家60%的饮水中，制造商也将它非常广泛地加到产品中，包括豆制品、牙膏、氟化物片、氟化物液、含氟口香糖、茶、疫苗、居家用品、含氟的盐或牛奶、麻醉药、床垫中散发的含氟气体、铁氟龙以及抗生素。在被污染的空气和地下水中也可以发现它。因为它的高度毒性已被证明，所以在2002年8月，比利时成为全球第一个禁止氟化物添加物的国家。"加氟是所有恶行中最大的错误，它所犯下的罪行影响所及的人数，比其他问题都要多。"微生物学博士斯卡兹（Albert Schatz Ph.D.）说。他是链霉素的发现者，也是诺贝尔奖的得主。幸运的是，98%的西欧国家已经拒绝在水中添加氟化物，包括奥地利、比利时、丹麦、芬兰、法国、德国、意大利、卢森堡，以及荷兰、挪威和瑞典。

研究显示，实验室中动物的肿瘤，是吸收氟化物直接造成的后果。其他的动物研究发现，氟化物会累积在松果体中，并干扰它制造褪黑素，也就是一种有助于调节生殖、甲状腺功能和无数个其他基本生理过程的激素。我们还发现，人体内的氟化物，会造成关节炎、骨质疏松、髋骨骨折、癌症、不孕、老年痴呆症以及大脑的损伤。

直到20世纪50年代，欧洲的医生还在利用氟化物来治疗甲状腺功能亢进。人们目前每日接受到的含氟化物的物品，其剂量远超过抑制甲状腺功能所需的剂量。因为添加氟化物，让数以百万的人现在深受甲状腺机能低下之苦。这种情形目前是在美国非常普遍的医疗问题之一，已有超过150种症状被确认是甲状腺机能低下造成的，它们都与氟化物毒性已知的症状相关。这些甲状腺机能减退的症状，包括忧郁、头晕、疲倦、体重上升、肌肉关节疼痛、掉发、头痛、偏头痛、呼吸短促、胃肠道问题、经期问题、血压不平衡、胆固醇升高、过敏、失眠、恐慌症及喜怒无常、心律不齐和充（郁）血性心脏病。印度和其他发展中国家，有为数众多的儿童和成人，因为工业污染的氟化物中毒而跛足，牙齿也受损。

为了帮助身体对抗氟化物所造成的疾病，包括甲状腺机能减退，将肝脏胆管清除干净、避免含氟化物的产品，以及使用可去除氟化物的净水器，是很重要的。蒸馏和逆渗透能有效去除氟化物以及污染物。如果要找到更理想的过滤设备，你可以询问当地的经销商。

矿物硼，会将氟化物从身体中去除。最易被吸收的硼形式，是离子的形式。根据身体体态摄取不会造成阻塞的饮食、规律的睡眠和饮食习惯，以及无压力的生活情况，都是复原必要的条件。

# 生活习惯不良

## 扰乱生物钟

我们的生活方式，对身体功能有着巨大的影响。身体的功能和表现，极大地依赖与大自然昼夜节奏同步的预定生物节奏。昼夜节奏与地球绕着太阳的运转紧密相关，也深受月亮和与地球位置相关的其他星球的运转影响。

我们的身体遵循着上千个这种24小时的节奏，每一种个别的节奏都控制着我们某项身体功能的时间，包括心跳、血压、体温、激素、消化液的分泌，甚至是疼痛的感受。这些节奏彼此协调，并由大脑的“节律器”，也就是视交叉上核（suprachiasmatic nuclei）控制。大脑的这个区域调节神经细胞的发动，就像是设定我们身体生物节律的时钟。如果某个节奏被扰乱了，其他的节奏也会失去平衡。事实上，非常多的疾病都是因不均衡、不规律的生活形态对生物节奏造成干扰而产生的。

这个区域也处理一些普遍的“偏差”，尤其会影响肝脏和胆囊功能。通过调整日常作息，使其与你身体的时程一致，就能给身体良好的支持，让它毫不费力地滋养、洁净并自我疗愈。此外，也能预防以后产生新的健康问题。

## 打乱自然的睡眠周期

日夜的转变会调节我们自然的睡眠周期，以及必要的生化过程。白天的第一缕光线，启动了强力激素（糖皮质素）的释放，其中最主要的两种是皮质醇和皮质酮，它们的分泌有着明显的周期变化。这些激素调节身体一些最重要的功能，包括新陈代谢、血糖和免疫反应。分泌的高峰出现在上午4点到8点之间，然后逐步递减。最低的浓度出现在午夜到凌晨3点之间。

通过改变你每日的睡眠时间，皮质醇的高峰周期也会跟着改变。举例来说，如果你突然开始在午夜过后，而非在晚上10点之前睡觉，在早晨8点或9点而非在6点左右起床，你将迫使激素分泌的时间改变，导致身体的混乱。废弃物一般都是夜间在直肠和膀胱中累积，然后在上午6点至8点间排出。睡眠周期改变了，身体别无选择，只好继续保留这些废弃物，甚至还可能会吸收它们的一部分。当你干扰了自然的睡眠周期，身体的生物节奏与大自然黑暗和光明的全天节律不同步，就会导致非常多的疾病，包括慢性肝病、呼吸疾病以及心脏问题等。

皮质醇的周期被打乱，也会带来急性健康问题。在20世纪80年代，研究人员发现，早晨发生中风及心脏病的概率，比一天中的其他时间高。早上8点左右，血块最易快速形成；

血压也会在早晨上升，且持续到下午。大约在晚上 6 点时血压会下降，到晚上时下降到最低点。为了支持体内最基本的激素及周期节奏，最好早一点（晚上 10 点之前）就去睡觉，并不要比太阳晚起床（理想的时间大约是在早上 6 点。这些时间会根据季节而改变。在冬天时，我们可能会需要多一点儿的睡眠，夏天时就会少一点儿）。

松果体里最强大的激素之一，是神经传导素褪黑素。褪黑素的分泌开始于晚上 9 点半至 10 点半（视年龄而定），包括睡眠。它在凌晨 1 点至 2 点时达到高峰，在正午时降到最低。松果体掌控生殖、睡眠和运动神经活动、血压、免疫系统、脑下垂体和甲状腺、细胞生长、身体温度，以及其他许多重要功能。这些全都有赖于一个平衡的褪黑素周期。太晚睡（晚上 10 点之后）或在夜间轮班工作，会令它及许多其他的激素失去周期平衡。

除了制造褪黑素，大脑也会合成血清素。它是非常重要的神经传导素（激素），与身体及情绪的健康状态相关。它影响日夜节奏、性活动、记忆、食欲、冲动、恐惧，甚至自杀意图。不像褪黑素，血清素会随着白天的光线而增加，身体的活动和糖分都会刺激它。如果你早上起得晚，由于没有足够、有效地接触日间光线，会降低你一整天的血清素分泌量。更进一步，因为褪黑素是血清素分解的产物，这个晚起的习惯，也会降低你的褪黑素在夜间产生的量。

任何日夜节奏的脱序，都会造成这些重要的大脑主要激素分泌的不正常。接着，导致生物节奏受干扰，让整个系统，包括消化、代谢和内分泌平衡的激素功能受影响。突然间，你可能会觉得“失去协调”，变得容易感染各式各样的疾病，从单纯的头痛，到忧郁症和肿瘤。

生长激素的产生，会刺激儿童的成长，帮助成人维持健康的肌肉和结缔组织，但这些都依赖适当的睡眠周期。睡眠会启动生长激素的产生。如果你在晚上 10 点前睡觉，则在 11 点会到达分泌的高峰，这段短暂的时间与无梦、通常称为“美容觉”的睡眠状态同时发生。这段时间，身体会净化自己，并从事它主要的修补和再生工作。如果剥夺了睡眠，生长激素的生成就会大幅度地下降。夜间轮班工作者，患失眠、营养不良、冠心病以及胃病的概率较高。此外，在晚间，人体的机能下降，发生意外的概率也会提高。

## 打乱自然的用餐时间

阿育吠陀，在数千年前就曾提出，若要保持身体和情绪的健康，身体必须依据大自然的时间表来运行。如同身体里大部分的其他功能，消化过程是由昼夜节奏控制的。胆汁和其他消化液的分泌，在中午时达到最高峰，并在晚间降至最低点。有鉴于此，最好把午餐当成一天的最“大”餐，并在早餐及晚餐时不宜吃得太饱。这能让身体有效地消化未被消化的食物，并吸收维持所有身体功能所必需的适量营养。为了避免在午餐时间干扰消化液的分泌，最理想的早餐应在早上8点前吃完。此外，为了完全消化，晚餐最好在晚上6点半或7点前吃完。

这个循环若长时间被打乱，无论是因为不规律的进食习惯，还是因把早餐、晚餐当成最主要的一餐，都会导致未消化的食物堆积，阻塞淋巴和血液。如此一来，也会扰乱身体的自然本性。如果身体的本性完好且运作正常，我们自然就会只想吃那些适合我们体质的食物，且只会在我们能好好地消化它们时才吃。胆结石形成的主要原因之一，是肠道中堆积了消化不良的食物。饮食不规律，或持续在身体无法产出适量的消化液时用餐，都会产生比身体能排泄的数量更多的废弃物。（可参考第1章的“消化系统疾病”。）

## 其他因素

### 看电视时间过长

科学研究显示，看电视会显著增加体内胆固醇的含量。胆固醇不仅是身体里多数组织和激素的必要分子，也是当生理或心理紧张时，会增加的一种压力激素。事实上，胆固醇是第一个被传送到受伤部位，并有助于治疗伤害的激素之一。胆固醇是所有伤口组织在愈合时会形成的一种必要组织，无论这个伤口是皮肤上的伤口，还是动脉壁上的溃疡。

大脑若要长时间处理快速移动的画面，会非常累且有压力。“电视压力”在儿童身上的影响，尤其深入。他们的胆固醇可在看了数小时电视后，升高300%。这种胆固醇的过度分泌，改变了胆汁的成分，因而导致肝脏中形成胆结石。

接触电视对大脑而言，是个很大的挑战。电视每秒钟出现在荧光幕上的快速变换的画面，已远超过大脑处理进入的刺激的能力，所造成的压力和紧张会让大脑受到损害。这时血压会升高，以助于搬移更多氧气、葡萄糖、胆固醇、维生素和其他营养到身体各个不同部位，包括大脑。这些营养全被繁重的脑部工作快速利用了。此外，某些节目内容产生的紧张，包括暴力、悬疑，以及枪响、汽车和吼叫产生的噪音，会令肾上腺分泌肾上腺素，让身体时刻准备进入“战斗或逃跑反应”。接着，这个压力反应会压缩并拉紧体内的大小血管，造成细胞缺乏水分、糖分和其他营养。这种养分的缺乏，继而会引发许多人在电视机前会产生的“永不满足的饥饿”的情况。

这个效应，会引发数种症状。你会觉得疲倦、筋疲力尽、颈肩僵硬、十分口渴、嗜睡、忧郁，甚至累到无法入睡。因为胆固醇是压力激素的基本成分，有压力时会用掉大量的胆固醇，以制造这些激素，所以压力会启动体内产生胆固醇，以修补这些流失的珍贵物质。如果身体在有压力的情况下，不增加胆固醇的产量，就会有数百万人因看电视而死亡。伴随压力会产生一堆副作用，其中一项就是形成胆结石。

缺乏运动也会导致胆管中壅塞，因而导致胆结石形成。

## 情绪压力

带着压力的生活形态，会改变胆汁的天然菌丛（细菌的群体），导致肝脏中形成胆结石。生活中产生压力的主要因素，是没有留给自己足够的时间。如果你没有足够的时间从事自己必须做或想做的事，你就会感到有压力。持续性的压力造成挫折感，而挫折最后会转变成愤怒。愤怒是严重压力的指标，它会给身体造成极大的负担，可以用肾上腺分泌的肾上腺素和副肾上腺素进入血液的量来测量。在重大的压力或极度兴奋之下，这些激素会增加心跳的频率和力量、升高血压、压缩消化系统分泌腺体的血管。此外，它们阻碍了消化液的流动，包括胃酸和胆汁；延缓了肠壁的蠕动和食物的吸收；妨碍了尿液和粪便的排泄。

当食物不再被完全消化，大量的废弃物无法经由排泄器官被排出体外时，身体的每个部位都会受到影响，包括肝脏和胆囊。这种因压力反应造成的阻塞效应，对细胞造成极大的伤害，并会以沮丧的情绪来呈现。研究显示，慢性压力或无法处理压力，要为85%~95%的疾病负责。这些通常被称为“身心疾病”。因为压力而诱发的疾病，不只需要深入地净化身体，比如肝脏、结肠和肾，还需要能学会放松的方法。

在放松时，身体、心智和情绪会进入一种支持并增加身体所有功能的状态。收缩的血管会再度打开，消化液的流动与激素分泌恢复平衡，废弃物能更轻易地被排掉。因此，解决压力和它的有害影响，最好的方法就是放松，例如冥想、瑜伽、花时间接触大自然、与孩童和宠物一起玩耍、演奏或聆听音乐、运动、散步等，放慢现代化生活的快速节奏，让神经系统有足够的时间去展开并放松累积的紧绷。每天要留给自己至少30~60分钟独处时间，最好在安静状态下。

如果你过去曾有过一段充满压力的时期，或目前很难平静及舒展开来，那么通过一连串的肝脏净化，能让你获得极大的好处。肝脏有胆结石这件事本身，就是身体持续有压力的主要原因。当你排除了这些结石，你自然会变得平静并放松。你会发现，一旦你的肝脏干净了，无论你处在何种环境下，都较少会对情境、他人及自己生气或感到沮丧。

## 西医治疗胆结石的方法

治疗胆结石的典型方法，一种是直接在胆囊中溶解它们，一种是通过手术将它们从胆囊中移除。然而，这些方法对于阻塞在肝脏胆管中的大量结石，却一点作用也没有。非常重要且需要了解的一点是，胆囊中有胆结石的人，在肝脏中也会有数倍于胆囊的结石。用外科手术移除胆囊或里面的结石，无法持续地增加胆汁流量，因为附着在肝脏胆管中的结石，会继续妨碍正常的胆汁分泌。

即使是用手术移除了胆囊，仍会产生身体问题。因为产生胆汁的胆囊没有了，肝脏从阻塞的胆管中能挤压出的胆汁仅仅只有一点点。胆汁分泌不足，并不受控制流入小肠，会继续造成消化及吸收食物时的大问题，尤其是当食物中含有脂肪时。这会造成肠道和淋巴系统中，不断累积有毒废弃物。同时，消化和排泄脂肪的能力受限，也会促使肝脏细胞增加胆固醇的产量。而身体应对此种情况的紧急措施所产生的副作用，就是肝脏胆管中产生更多胆结石。所以，移除胆囊并不是改善消化问题的好方法，它会引起更多、更严重的并发症，例如癌症和心脏病。胆汁分泌平衡，才可保护身体对抗大多数疾病。

所有针对胆囊的治疗，无论有多先进、多复杂，其效果都十分有限，因为它并未解决主要的问题，也就是阻塞肝脏胆管的上百上千颗结石。

目前医院治疗胆结石的方式，主要有下面三种。

## 溶解胆结石

对于那些症状温和、发作次数不频繁，或不想接受手术的病人来说，有各种宣称可以溶解胆结石的药物可提供给他们。表面上看，利用含有胆汁盐的药物来逐渐溶解胆结石（口服溶液疗法），似乎是个不错的点子，但服用此类药超过 12 个月，会造成胆汁内的胆固醇减少，而且无法保证具有疗效，根据《英国医疗期刊》（*British Medical Journal*）的报道，使用胆汁盐治疗胆结石的失败概率高达 50%。此外，许多“成功”的病人，并未感受到胆囊中的胆结石真的完全溶解；对一些“有感觉”的病人，其复发率也高达 50%。其他的溶解因子，比如甲基叔丁基醚（methyl tert-butyl ether），效果也不比胆汁盐好。如果治疗未成功，接下来就不得不走上手术台。

近来，有一种将一条导管放在皮肤下，直接将溶剂慢慢注入胆囊中的方法，似乎对溶解胆固醇结石更有效，但它仍然无法解决主要的问题——也就是堆积在肝脏中的胆结石。有科学研究证明，这种治疗方法也会产生副作用。

## 超声波

另一种不用手术的方法，是体外超声波碎石术，这是一种通过一连串的声波，将胆结石弄碎的技术。根据1993年刊登在医疗期刊《刺胳针》上的一篇报告，这种疗法遇到很大的阻碍，因为它会损伤肾脏并升高血压。直到今天，这种风险仍未消除。这些副作用都会导致肝胆结石的增加。（请见第1章的“循环系统疾病”与“泌尿系统疾病”。）

除此之外，这种通过超声波将胆结石震碎的方法，会让带有毒性的胆结石残留下来。这些残余物会很快地成为有害的细菌和寄生虫繁殖的温床，并对身体造成感染。最新的研究已证实，多数采取这种治疗方法的人，会有肠道流血的状况，从开始的少量出血到需要输血的大失血。这种治疗法的复发率也很高。

## 手术

在1996年，约有77万的美国人通过外科手术来清除他们的胆结石。从那时起，这个数字就稳定地增长。一次胆囊手术花费约在8 000~10 000美元，需时30~45分钟的腹腔镜检查。传统的胆囊切除术目前仍被普遍地使用在经常性及严重性疼痛以及有急性胆囊炎的病人身上，不过腹腔镜胆囊切除术，则已逐渐成为较受欢迎的手术技术。在传统手术中，摘除胆囊需要进行全身麻醉，通过一般开放式的技法以切开皮肤的方式来进行手术。腹腔镜胆囊切除术，也被称为“钥匙孔手术”，可将充满胆结石的胆囊通过腹部的一个小切口拉出来。然而，如果钥匙孔手术失败，仍然需要开放式胆囊切除术来补救。

钥匙孔手术的病人复原得似乎较快，能在几天内就以正常的体力出院。然而，自从有了它之后，很多病人接受了非必要的胆囊手术，理由是可让他们免于一些持续性的不舒服症状。

除了对降低胆囊疾病的整体死亡率不具任何作用之外，腹腔镜手术也有一定风险。根据美国卫生研究院（U.S. National Institute of Health）的报告，大约有10%的病人在进行手术之后，仍有胆结石留在胆管里（此处指的胆管并非肝脏胆管）。根据梅奥健康中心（Mayo Health Oasis）的报告，其他危害还包括将胆结石遗落在腹膜腔、腹部沾黏，还可能引发感染性心内膜炎。此外，根据《新英格兰医学期刊》的研究，这种方法会造成胰脏出血及感染（一个潜在的致命情况）和十二指肠穿孔。胆管可能会受伤或阻塞，胆汁即可能会渗入十二指肠，增加病人发生严重感染的概率。大约有1%的病人，会因这种手术而死亡。

胆管受到的伤害因为使用钥匙孔手术而急剧增加。在加拿大安大略省，有86%的胆囊手术都是以这种方式进行的，自从20世纪90年代中期这种手术方法成为标准做法之后，胆管受伤的数目超过了原来的300%。

在许多病人身上，胆结石会被卡在胆总管（连接至十二指肠的主要胆管）中。在这种情况下，移除胆囊并不会减轻胆囊疾病的症状。为了解决这种情况，会在嘴巴和胆总管进入十二指肠的交接处，置入一条具有弹性的管子，通过这种方式把胆管的开口加大，让结石跑到小肠中。不幸的是，这种做法会让许多结石卡在小肠或大肠中，变成肠道感染以及相关问题的持续成因。

上述方法都无法根本解决胆囊疾病。事实上，它们都会对身体的消化和排泄系统造成更严重的干扰。病人在胆囊摘除之后所得的短期纾解，会令他们误以为自己已被治愈了。很多仍然保有胆囊的人，持续感受着他们经历的痛苦。肝脏的胆汁分泌若持续且经常被干扰，则会引发比单纯有胆囊疾病还要严重许多的健康问题。

接下来的章节会教你一种无痛、安全且有效的简易方法，让你不仅可以排除胆囊中少量的结石，更重要的，还可排出肝脏中数以百计甚至上千颗的结石。但非常不幸的是，数以百万的人因为肝脏和胆囊疾病，已经非必要地拿掉了他们的胆囊，或失去了肝脏。幸运的是，有一个简单、无风险、便宜的方法，可以让每个希望自然地恢复肝脏和胆囊健康，并预防日后疾病的人来执行。

# 第 4 章

# 肝脏及胆囊净化法

净化肝脏和胆囊，是你为了改善你的健康所能做的最重要也最有效的事情。遵照本章的指示，就能获得令人满意的结果。

净化肝脏和胆囊里的胆结石，是你为了改善你的健康所能做的最重要也最有效的事情。净化肝脏需要 6 天的准备期和 16~20 小时的实际净化。

## 准备物品

| 项　目 | 分　量 |
|---|---|
| **苹果汁** | 每份约 1 000 毫升（每天），共准备 6 天的量 |
| **泻盐**（或柠檬酸镁） | 4 汤匙（20~30 克），溶于 750~1 000 毫升的水中 |
| **冷压初榨橄榄油** | 1/2 杯（约 125 毫升） |
| **新鲜葡萄柚汁**（粉红色的为佳）<br>**或新鲜柠檬及柳橙汁**（混合）* | 3/4 杯（约 200 毫升） |
| **罐　子** | 2 个，1 个要有盖 |

注*　如果你无法忍受葡萄柚汁，则可以使用等量的鲜榨柠檬和柳橙的混合果汁代替。两者效果相同。

## 实行方式简表

| | | |
|---|---|---|
| 准备期 | 第1天至第6天 | 每天喝一份苹果汁，为期6天 |
| 实际净化期 | 第6天 | 早上喝完一份苹果汁 |
| | | **晚上6点**：喝200~250毫升的泻盐水（第1份） |
| | | **晚上8点**：再喝200~250的泻盐水（第2份） |
| | | **晚上9点45分**：将准备好的橄榄油和葡萄柚汁混合、摇匀 |
| | | **晚上10点**：用大吸管喝光，喝完马上躺下入睡 |
| | 第7天 | **早上6点至6点30分**：喝200~250毫升的泻盐水（第3份） |
| | | **早上8点至8点30分**：再喝200~250毫升的泻盐水（第4份） |
| | | **早上10点至10点30分**：可喝新鲜果汁 |

## 肝胆净化的做法

### 第1天至第6天准备期

每天喝1 000毫升苹果汁（或以下的其他选择），为期6天。

如果你觉得舒服，苹果汁可以喝超过1 000毫升的量。苹果汁的苹果酸能软化胆结石，让它们能顺利且轻易地通过胆管。苹果汁具有强大的净化效果。部分较敏感的人可能会感觉腹胀，有时在头几天还可能会腹泻，事实上大部分排出的是被阻塞的胆汁，是由肝脏和胆囊排出来的（呈棕色或黄色）。苹果汁的发酵效果，会扩张胆管，如果这令你感到有点儿不舒服，你可以用一些水将苹果汁稀释，或改用后面提到的方法。在白天时，慢慢地喝苹果汁，在餐与餐之间喝，避免在饭时、饭前、餐后 2 小时和晚上喝。与此同时，你要摄取 6~8 杯水。

**注意**

最好使用有机苹果汁。不过其他优质品牌的苹果汁、苹果浓缩液或苹果醋汁也是有用的。

为了预防酸性物质伤害你的牙齿，可以每天用苏打水漱口，或刷牙数次。（如果你无法忍受苹果汁或对它过敏，请见本章节末的相关内容。）

## 饮食建议

在准备净化和进行净化的这一整个星期内，应该注意以下几点：

（1）避免喝冷的或冰的食物及饮料。它会使肝脏凝结，因而降低净化效果。所有的食物必须是温的，至少是室温状态。

（2）尽量避免食用动物性来源的食物及乳制品以及油炸食

物，以让肝脏准备好进入净化的主要阶段。

（3）应吃正餐，但要避免吃得过多。

## 净化的最佳时机

（1）肝脏净化最主要的最后的部分，最好能在周末，当时你没有任何压力，并有足够的休息时间。

（2）虽然肝脏净化在一个月的任何时间都有效，但建议在满月和新月之间的其中一天进行；避免在满月那天做实际净化，因为这一天，身体会在大脑和组织中比其他日子留住更多的液体。新月当天，是净化与治疗最有效的一天。

## 如果你正在服用药物

在肝脏净化期间，避免服用任何非绝对必要的药物、维生素或营养品。不要增加肝脏额外的工作负荷，以防它的净化工作受干扰。

## 确定在你净化肝脏的前后，结肠是干净的

排便正常，并不绝对代表你的肠子没有受到阻塞。在准备期的其中一天，或更理想的，在准备期的第六天，做一次结肠净化，有助于避免或降低在实际净化期间可能发生的不舒服或恶心。它能防止油的混合物或废弃物，从肠道逆流至胃部，也能协助身体迅速地排出胆结石。

结肠灌洗（大肠水疗法）是让结肠准备好进行肝脏净化最快、最容易的方法；用灌肠板（克内魔板）是第二选择。（详情请见第5章的“保持结肠干净”。）

## 第六天喝苹果汁时，该做的事

（1）早上就把1 000毫升的苹果汁全部喝完。你可以在醒来不久就开始喝。

（2）如果你早上觉得饿，可以吃些简单的早餐，例如加热的早餐谷片，燕麦会是理想的选择。避免加糖或其他的甜味剂、辛香料、牛奶、奶油、油脂、酸奶、奶酪、火腿、蛋、坚果、派饼、冷的谷片等；水果或果汁则可以。

（3）午餐吃水煮或蒸的蔬菜，与白米同煮，加一点点非精致的海盐或岩盐。再强调一次，不要吃任何蛋白质食物、奶油或油，否则你在实际净化时会感到不舒服。

（4）下午1点半之后不要再吃或喝任何东西（水除外），否则将很难排出结石。请确实遵照以下的时程表。

## 第6天

### 晚上6点

将4汤匙的泻盐（硫酸镁）加到750至1 000毫升过滤过的水中。将它分成4份，每份约200~250毫升。

此时喝下第一份泻盐水。你可以啜饮一小口水，以中和嘴巴内的苦味，也可以加一点柠檬汁让味道变好。有些人会以粗的吸管来喝，以避免刺激味蕾。对大多数人而言，喝的时候闭气还蛮有用的。在喝完后刷牙或用苏打水漱口，也有帮助。

泻盐的主要作用之一，是扩大（加宽）胆管，令结石容易通过。此外，盐会清除妨碍结石排出的废弃物。如果你对泻盐过敏，或实在无法咽下它们，你可以利用第二选择——柠檬酸镁来代替，剂量相同。

准备好你待会儿要用的葡萄柚（或柠檬与柳橙），让它在室温下回温。

### 晚上 8 点

喝下第 2 份泻盐。

### 晚上 9 点半

如果你到现在为止都没有排便，也没有在过去 24 小时内净化结肠，请用温水灌肠，这能促进排便。

### 晚上 9 点 45 分

将葡萄柚或柠檬与柳橙洗净，挤出果汁，并将果肉去除。你需要 200 毫升的果汁。将它和 125 毫升的橄榄油倒进罐子里，将罐子盖紧，并用力摇晃大约 200 下，直到溶液变成水状为止。理想状况下，应该在晚上10点时喝下它。但如果你觉得你仍需要多上几次洗手间，你可以晚10分钟再进行这个步骤。

## 晚上10点

站在你的床边（不要坐下），并喝下混合物，尽可能不要中断。有些人喜欢用大的吸管喝它。喝的时候不要呼吸，是最容易的办法。

如果必要，可以在喝的时候加一点点蜂蜜，那有助于让你更轻松地喝下它。大多数人都能一次就把它喝完。喝的时间不要超过5分钟（较年长或虚弱的人，可以多花一些时间）。

注意：请马上躺下！

这对排放胆结石是十分必要的！关掉电灯平躺下来，用一或两个枕头将你的头垫高。你的头部必须高于你的肚子。如果这样不舒服，请向右侧躺，并让你的膝盖曲起。静静地躺至少20分钟，并试着不要说话。把注意力放在你的肝脏中。有些人发现如果在肝脏的部位放一个蓖麻油包（caster oil pack），会很有帮助。

你会感到结石在胆管中像弹珠一样地移动。你不会感到任何痉挛或痛苦，因为泻盐中的镁让胆管的门阀扩张并松弛，而胆汁也随着结石分泌，使得胆管获得良好的润滑（这与没有用镁和没有胆汁时，形成胆结石疾病的状况非常不同)。如果可以的话，立刻睡觉。

如果在夜间你觉得便急，那就照办。你可以看看是否已经有小结石（青豆色或棕褐色）浮在马桶里。你在夜间和（或）清晨可能会感到恶心，这是因为结石和毒性从肝脏和胆囊中强力、迅速地倾倒出来，将油的混合物质推回胃部。恶心感在早晨时会慢慢消除。

## 第 7 天

### 早上 6 点至 6 点半

起床时（不要早于 6 点半）喝你的第 3 份 200 至 250 毫升的泻盐（如果你觉得口渴，可以在喝之前先喝一杯温水)。你可以休息、阅读或冥想。

如果你还觉得困，可以再回到床上睡，不过最好让身体保持直立的状态。多数人感觉还不错，且会选择做一些温和的运动，如瑜伽。

### 早上 8 点至 8 点半

喝下第 4 份泻盐。

### 早上 10 点至 10 点半

这时你可以喝一些现榨果汁。一个半小时之后，你可以吃一两块新鲜水果。一个小时之后，你可以吃正常（但清淡）的食物。到了傍晚或隔天早上，你应该回到正常状态，且会感受到改善的第一个征兆。

在接下来的 2 至 3 天，持续吃些简餐。记住，你的肝脏和胆囊历经了一次重大的“手术”，不过没有任何有害的副作用或花费。

**提醒**

除了刚喝完泻盐那一刻，以及喝下油的混合物之后的头两个小时，只要感到口渴，就喝水。

## 你能期望获得的结果

在进行净化之后的早晨或者下午，你会有几次水状的排便。一开始时，会混合着食物残渣和胆结石，接着就只会有结石和水。大多数的胆结石都是青豆色（请见图 4–1），且会浮在马桶里，因为它们含有胆汁的成分。这些结石有各种不同的形状，颜色是绿色或亮亮的，如同宝石一样闪着光。只有肝脏的胆汁能形成这种绿色。

胆结石的大小、颜色和形状都不尽相同。淡色结石是较近期形成的，深色结石历史较久。有些像豆子大小，或比豆子小一些，有些直径大概可达 2.5 厘米。一次一般会排出数十颗，有时甚至会排出数百颗的结石（有着不同大小和颜色，请见图 4–2）。

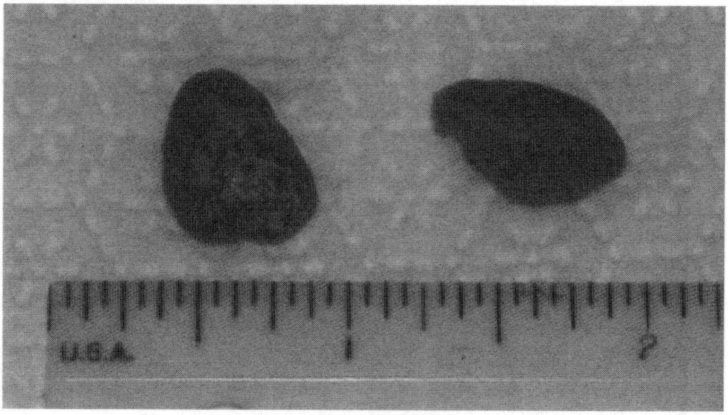


图 4–1　绿色胆结石

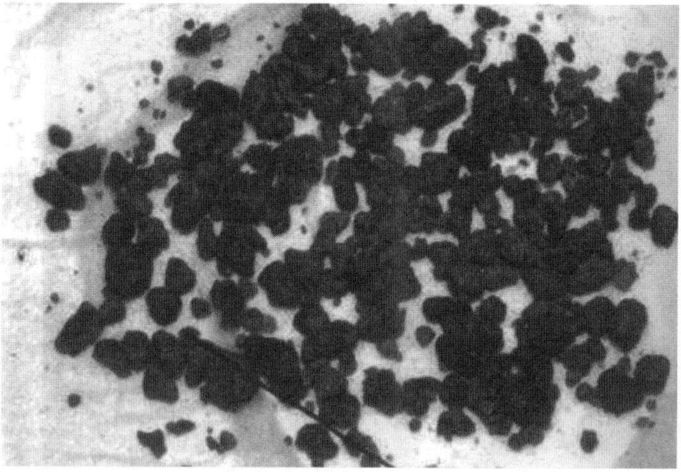

图 4–2　各种形式的胆结石

也请注意深棕色和白色的结石。有些较大的深棕色或白色结石会随着粪便沉到马桶底部，那些是从胆囊中被排出来的钙化胆结石（请见图 4–3）。它们含有较重的有毒物质，只有少量的胆固醇。所有绿色和黄色的结石都像油灰一样软，这都得感谢苹果汁的功效。

你也许会在马桶里发现一层棕色像碎屑般的废弃物，或者白色的“泡沫”。这些泡沫含有数以百万的极微小、白色、尖锐的胆固醇结晶，会轻易弄破较小的胆管。能将它们顺利排出来，也是同样重要的事。

试着估计你大约排出了多少结石。要永远治疗黏液囊炎、背痛、过敏或其他健康问题，预防疾病的发作，必须排除所有的结石。这或许会需要至少 8~12 次的净化，中间可间隔 3 个星期到 1 个月（请勿超过此频率）。净化间隔的 3 个星期，可以包含下一次净化的 6 天准备期，不过最理想的，是在 3 个星期过后再开始进行。如果你无法如此频繁地进行净化，那么休息较久的时间也是可以的。

要记得一件重要的事，那就是一旦开始进行肝脏净化，你就必须持续地做，直到连续两次都不再有任何结石排出为止。让肝脏只净化一半的话，一段时间后（3 个月或以上）会比完全没有做净化之前，产生更大的不舒服。肝脏作为一个整体，会在第一次净化之后开始更有效率地运作，你会发现

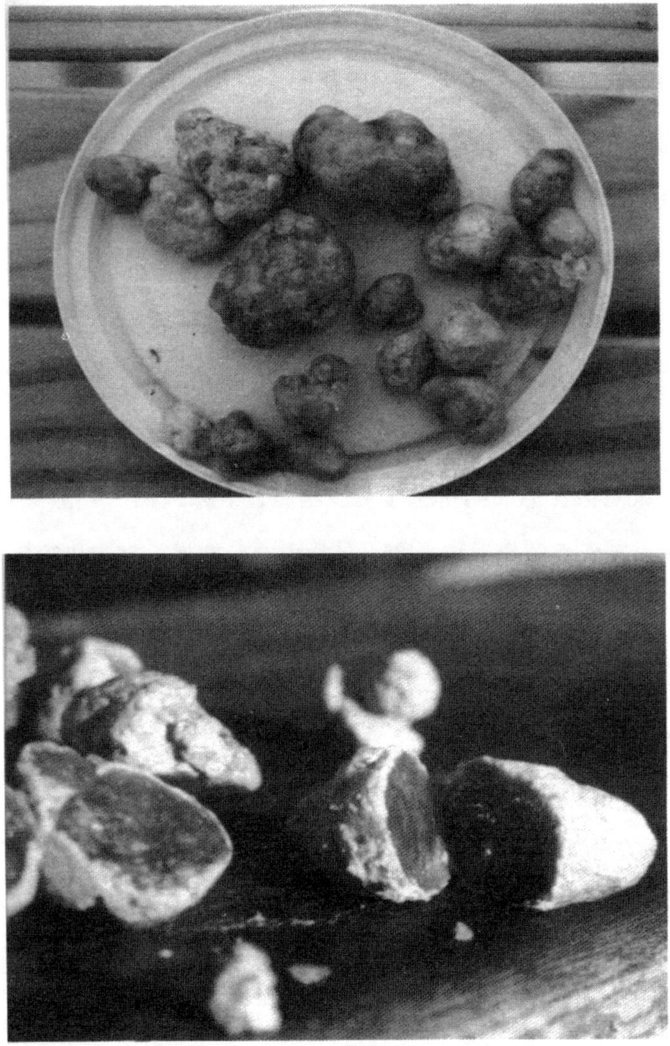

图 4–3　钙化和半钙化的胆结石（切成一半）

明显且突然的改善，有时甚至在几个小时之内就可立刻感受到。疼痛感会降低，能量会增加，而心智的清澈度将会显著地提高。

然而，在几天内，肝脏后面的结石会“往前”跑到两条肝脏的主要胆管（肝管），导致先前的不舒服症状某些或全部再度出现。你可能会感到失望，因为康复的时间看起来是如此短暂。然而，这实际是在提醒你有些结石仍留在肝脏中，且已准备好在下一次的净化中被排出。此时，肝脏自我修复及净化的能力已大大地提升，这个身体内极度重要的器官的效率获得很大提高。

只要还有一些小结石从数千条胆管的某几条中移动到数百条稍大的胆管里，它们就可能会结合在一起形成更大的结石，且产生先前经历过的症状，比如背痛、头痛、耳朵痛、消化问题、胀气、急躁、生气等，虽然这些症状比先前略轻。

如果接连两次净化都没有排出任何石头（那可能会发生在经过 6~8 次净化之后。某些情况严重的，可能会花上 10~12 次，甚至更多），你的肝脏就可以被认为是“无结石”的。否则，建议你每 6~8 个月就应做一次肝脏净化。每一次的净化，都会更进一步提升肝脏功能，并处理所有可能在同时间累积的毒性或新形成的结石。

**警告**

千万不要在患有急性疾病时进行净化，即使只是一个简单的感冒。但如果你有慢性病，净化肝脏是你能为自己所做的最好的事情。

## 净化结肠非常重要

肝脏净化是你重获健康最简单且有效的方法之一。只要你遵照指示来做，不会有任何风险。有许多人利用朋友或网络上提供的肝脏净化方法，反而产生了不必要的并发症。这是因为他们并未对这个过程以及其发生作用的方式彻底了解，以为只要从肝脏和胆囊中排出结石就足够。

有些胆结石在被排出来的过程中，会卡在结肠中，这可以通过灌洗结肠快速地移除。这在净化肝脏后的第 2 天或第 3 天做比较理想。如果胆结石仍在结肠中，它们会造成刺激、感染、头痛、肚子不舒服、甲状腺问题等，这些结石最终可能会变成身体毒血症的来源。如果在你住的地方无法进行结肠灌洗，你可以在温水灌肠之后做一次咖啡灌肠，或是连续做两或三次温水灌肠。但这仍然无法保证所有的结石都被移除。进行肝脏净化时，没有任何方法能真正取代灌洗结肠的效果。相比之下，做一次灌肠板灌肠，效果最接近于你去接受一次专业的结肠灌洗。如果你准备好进行结肠灌洗或灌肠板灌肠，可将一茶匙的泻盐混合在一杯温水中，然后在你要做结肠净化那天早晨，一起床就把它喝下。

## 关于结肠和肾脏净化的重要事项

虽然肝脏净化本身能产生非常惊人的结果，但最好能先进行结肠和肾脏的净化。净化结肠可确保排出的结石，能轻易地从大肠排出。净化肾脏则可确保在肝脏净化的过程中，从肝脏出来的毒性不会对这些重要的排泄器官造成阻塞。然而，如果你不曾有肾脏问题、肾脏结石或膀胱感染，则你可直接按结肠净化——肝脏净化——结肠净化的顺序进行。不过，在之后的阶段要确保净化你的肾脏。你应在进行 2~4 次肝脏净化后做 1 次肾脏净化，再在你的肝脏完全干净之后，再做 1 次肾脏净化（请见第 5 章的“净化肾脏”）。你可在每次肝脏净化之后的 2 到 3 天，喝杯保肾茶（请见“净化肾脏”章节的食谱）来代替。遵照肾脏净化准备期的指示去做。肾脏净化和肝脏净化可合并在一起，但要避免在真正进行肝脏净化那天喝保肾茶。

结肠严重阻塞或长时间便秘的人，应该考虑在第一次净化肝脏前做至少两三次的结肠净化。此外，再次强调，在你每次完成肝脏净化后，要在3天内净化你的结肠。排除肝脏和胆囊的胆结石，可能会遗留一些结石或其他有毒残余物在结肠里，将它们全部清除，对你的健康而言是必要的。

## 在净化期间喝水的注意问题

再度重申，在肝脏净化期间，除了刚喝完或喝泻盐之前（可容许的时间约为20分钟），或在晚间9点半至凌晨2点之间（如果你刚好醒来的话），你可以随时喝水。

在进行净化时遇到困难吗？

## 若你无法忍受苹果汁

如果你因为某些原因无法忍受苹果汁（或苹果），你可以用以下的草药代替：金钱草（gold coin grass）和柴胡（bupleurum）。这些草药在某些地区会被制成酊剂（以药物和药用酒精配制而成的液剂），销售时名称就叫金钱草（GCG）。

苹果汁内的苹果酸能溶解一些凝滞的胆汁，并让结石软化，效果非常好。蔓越莓汁也含有苹果酸，可以用来取代苹果汁（请见下述）。

上述草药对于软化胆结石也有用，虽然它们可能会需要比苹果汁或蔓越莓汁更久的时间。这个酊剂的适当剂量，是每天一次，一茶匙，空腹时吃，大约早餐前 30 分钟。在净化肝脏前八九天，每天遵守这个方式。

## 若你无法忍受泻盐

如果你对泻盐过敏，或实在无法咽下它，你可以使用柠檬酸镁来代替（虽然它的效果比泻盐差一点儿）。柠檬酸镁在药房几乎都可以买得到。

## 若你无法忍受橄榄油

如果你对橄榄油过敏，或实在难以咽下它，可以使用澳大利亚坚果油（macadamia oil）、压榨或冷压的葡萄籽油、葵花油或其他压榨的油来代替。但不要用芥花籽油、色拉油等加工油品。请注意，初榨的橄榄油仍是进行肝脏净化时最有效的选择。

## 若你深受胆囊疾病所苦，或是没有胆囊

如果你深受胆囊疾病所苦，或是胆囊已被摘除，则在进行肝脏净化之前，需要喝蔓越莓汁或金钱草 2~3 个星期（约 1 瓶的量）。细节请参见前文及接下来要谈的章节。

一般来说，你可能也需要服用胆汁补充剂。大多数的胆汁补充剂含有牛胆汁（ox bile）。若没有胆囊，你就不能获得消

化食物时应该要有的适量胆汁。如果你有腹泻症状，可以降低剂量或停止服用。请与你的健康咨询师讨论，哪一种产品最适合你。

## 若不能饮用苹果汁

有些人不能喝肝脏净化时需要的大量的苹果汁，包括有糖尿病、低血糖、真菌或念珠菌感染（假丝酵母）、癌症、胃溃疡的人。

这些人可以用苹果酸粉来代替苹果汁。避免用苹果酸胶囊，尤其是它们含有其他配方时。苹果酸最好能在被摄取之前就完全地溶解。准备阶段与用苹果汁时相同。用 1/2 至 1 茶匙的柠檬酸，与 1 升室温的水（或更多，如果你觉得太酸）混合。一天之内慢慢地喝下这个溶液。食品级的柠檬酸粉（未与镁或其他成分混合）是非常便宜的，能够在网上或一些自然健康食品商店买到。所有的制酒商都是使用柠檬酸来生产酒的。

蔓越莓汁也含有大量的柠檬酸，且可以在准备期使用（120 毫升的果汁混合 120 毫升的水，每天喝 4 次，为期 6 天）。它也可以与苹果汁混合。如果在肝脏净化之前每天服用蔓越莓汁，持续 2~3 个星期，则可增强效果。

另一个选择是金钱草，使用注意事项与前相同。你可以试试一次净化时使用苹果酸或蔓越莓汁，另一次使用金钱草，看看哪一个比较适合你。

第四个选择，是苹果醋：将 1~2 汤匙的苹果汁醋与 1 杯水混合，每天喝 4 次，保持 6 天。然而，要注意醋可能会引起突发的真菌感染。

## 若产生头痛和偏头痛

在进行肝脏净化后，感到头痛或恶心，多半都是因为没有完全依照指示执行。然而，在某些罕见情况下，在肝脏完全净化之后，胆结石仍会持续地从肝脏中排出。这些结石释放出来的部分有毒物质，会进入循环系统中并造成不舒服。在这种情形下，可在肝脏净化后，连续 7 天每天喝大约 120 毫升的苹果汁，直到不舒服的症状消失。最好在早餐之前至少半个小时喝苹果汁。此外，有必要继续做结肠净化清除后面排出的结石。下面提到的组织净化法（离子水），有助于移除循环时的有毒物质。如果你放一小片新鲜的姜到热水瓶中，喝下这种水就能快速地止住恶心感。每天喝 2~3 杯的洋甘菊（chamomile）茶，也有助于镇定消化道和神经系统。洋甘菊对钙化的结石而言，也是一个很好的“碎石器”。

## 若在净化期间感到不舒服

如果你完全依照指示，仍然在实际净化期间感到不舒服，请不要认为是哪里出错了。虽然很少见，但的确有人可能会在夜间呕吐或感到恶心。这会发生在胆囊弹出胆汁和胆结石时，因为在将油脂推回胃部时会混合一些胆汁回到胃部，因而使你感到不舒服。在这种情况下，你还是能感到结石被排出。这并不会产生强烈的痛苦，只会感到温和的收缩。

在我 12 次净化肝脏的其中一次，经历过一个很糟的夜晚。但除了吐出很多油脂混合物之外，那次的净化和其他几次一样成功。在我呕吐时，油脂已经做了它该做的工作，也就是它促进了胆结石的释放。如果这发生在你身上，记得这只是一个晚上的不舒服。要从传统的胆囊手术中恢复，可要花上好几个星期或几个月的时间。手术也会导致巨大的痛苦，并在日后的岁月中令你不舒服。

## 肝脏净化未产生预期的结果

有些非常罕见的情况，是肝脏净化并未产生你所期望的结果。下面介绍这种情况的两种主要原因和解决之道。

### （1）可能你的肝脏胆管被严重地阻塞

因为结石的密度过高，让苹果汁无法在第一次净化时，就有效率地软化它们。在某些人身上，可能要做 2~3 次净化，才开始排出结石。

排石草（Chanca piedra），也就是一般所称的“碎石器”，有助于让你的肝脏和胆囊更有效率地排出结石，尤其在你的胆中有钙化的结石时。将 20 滴排石草浓缩液溶解在一杯水中，每天服用 3 次，最少持续 2~3 个星期，再进行净化。肠溶薄荷油（Enteric peppermint oil）有胶囊状的，也可以溶解钙化胆结石或减小它们的体积。不过，找到纯的肠溶薄荷油不容易，它通常与其他的配方混合，这会降低它的效果。

每天喝 2~3 杯的洋甘菊茶，也能帮助溶解钙化结石。

另一个在净化过程中能有效支持肝脏和胆囊，并促使更多结石排放出来的方法是，安静地躺 20~30 分钟后，将一片浸泡在加热的苹果醋里的线布涂抹在肝脏和胆囊的部位。有人发现，用温热的蓖麻油代替它，效果更好。

龙胆（Chinese gentian）和柴胡（bupleurum）这两种草药，也有助于打通部分阻塞，令你的肝脏进行更有效的净化。这些草药都被制成酊剂，市面上的“神农苦茶”（chinese bitters）就是。这个酊剂的适当剂量是每天 1 次，每次 1/2~1 茶匙，大约在早餐前的 30 分钟空腹食用。这个药方应该在喝苹果汁（或使用前述的其他方法）前的 3 个星期使用。任何不舒服的净化反应，通常会在 3~6 天后消失；它们可以通过组织净化的方法来降到最低，包括使用热的离子水以及活性氧肠道清洁剂，例如 oxyflush（一种氧化物）、oxypowder（优质活性氧）、可乐散（colosan）胶囊，或用灌肠板做一次灌肠以让结肠干净。(请见第 5 章有关内容。)

另一个方法是喝 3 汤匙未稀释、未加糖的柠檬汁，每天早餐前 15~30 分钟前喝，持续 1 个星期。这能刺激胆囊，让它准备好进行更成功的肝脏净化。

### (2) 你可能没有完全地依照指示来做

如果你跳过任何一道程序，或者改变了剂量及时间，都可能会无法获得理想的结果。在少数人身上，除非大肠已被先清干净，否则毫无作用。废弃物和废气会阻断适当的胆汁分泌，阻止油脂混合物在肠胃道中轻易地移动。有些严重便秘的人，在进行肝脏净化时胆囊几乎不打开。进行结肠灌洗或其他结肠净化方法的最佳时间，是肝脏实际净化当天。

第 5 章

# 避免结石的简单守则

通过一连串的肝脏净化，排除体内所有的胆结石之后，还必须注意一些简单的守则，来帮助你的肝脏永远远离结石。

在你通过一连串的肝脏净化，排除体内所有的胆结石之后，还必须遵守一些简单易行的方法，来使你的肝脏永远远离结石。

## 一年进行两次肝脏净化

我诚恳地建议，一年要进行两次肝脏净化。

肝脏净化的最佳日期，是换季前后约10天。例如，进行肝脏净化，可以在3月11或31日，或者6月11或30日开始。6个月后，再重复做一次净化。

当季节改变时，身体也会历经重大的变化，通常此时更易排出累积的毒素和废弃物（如同伤风或感冒事件所引起的）。因为免疫系统在那20天的季节调整期间，会比较虚弱，净化肝脏能极大地帮助身体维持其他部位的健康。

# 保持结肠干净

一个虚弱、发炎、阻塞的大肠，会成为细菌的繁殖地，但它们只是单纯地从事它们分解潜在的有害废弃物的工作。这种为了救命的活动所产生的副作用，就是这些微生物制造出了有毒物质。这些由细菌制造的有毒物质部分会进入血液中，并被直接送往肝脏。持续让肝细胞接触这些有毒物质，不但影响它的效能，也会减少胆汁的分泌，而这会导致消化功能被进一步扰乱。

经过高度加工的食物，已经失去了大部分的营养和天然纤维。当你吃下它们时，结肠会很难移动食物的残渣或“食糜”。

加工食物通常会制造出干燥、坚硬或黏稠的“食糜”，它们在经过肠道时困难重重。在正常情况下，包覆在结肠附近的肌肉能轻易地挤压并推挤纤维化的庞大的残渣，但它们很难处理缺乏纤维、胶状、黏稠的残渣。若这些食糜在结肠停留太久，就会变得更加坚硬且干燥。如果食糜只是会变成又硬又干的粪便，那么我们唯一要关心的事只有便秘（数百万美国人都有这个困扰），并服用通便剂。但事实不只如此，食糜胶着在结肠壁上之后，它会发生生化改变，且会：

（1）发酵或腐败，因此变成寄生虫和病原体繁殖的温床，也成为有毒化学物质的仓库。它们会污染血液和淋巴液，因此让身体逐渐中毒。

（2）形成屏障，让结肠无法与食糜交互作用并从它那儿吸收营养。

（3）限制结肠壁的蠕动，让结肠无法有节奏地收缩推动食糜往前移动。

如果你被厚重的污泥覆盖住了，你要如何做好你的工作？以下是当你的结肠失去功能之后，会出现的一些症状：

- 下背痛
- 颈肩痛
- 下臂及上臂痛
- 皮肤问题
- 脑雾（很难集中注意力）
- 疲倦或迟钝
- 感冒或流行性感冒
- 便秘或腹泻
- 肠胃胀气／放屁或腹胀
- 克罗恩病
- 溃疡性结肠炎
- 结肠炎／肠道易激综合征
- 憩室炎
- 肠漏症
- 胃的下半部疼痛（尤其是在左侧）

大肠要吸收矿物质和水分，但当大肠的细胞膜受到斑块影响时，它会无法排泄，也妨碍吸收矿物质（以及水分）。阻塞的结肠会造成营养不良，无论这个人吃了多少营养品。事实上，大部分的健康问题，都是营养不良造成的。当身体某些部位营养不良，疾病就会产生，尤其是缺少矿物质时。（也请见本章的“摄取离子化的必要矿物质”。）

接下来是我建议的几个可以和肝脏净化一起实行的结肠净化法：

（1）通过诸如结肠灌洗的方法保持结肠干净。这是一个有效的预防方法，可保护肝脏对抗产生于大肠的毒素。结肠灌洗，也被称为大肠水疗法，可能是最有效的结肠净化方法之一。30~50分钟，就可以清除你多年累积下来的废弃物。在这个过程中，治疗师会使用3~7升的蒸馏水或净化过的水，温柔地净化你的结肠。通过温柔的腹部按摩，粘黏在肠壁的宿便会从结肠壁脱落，继而随着水一同排出。

结肠会出现“舒缓”的效应。在结肠水疗之后，你通常会感到轻盈、洁净、心智清明。然而，在进行的过程中，当大量的废弃物从大肠壁脱落移到肛门时，你有时可能会感到轻微的不舒服。

在这个过程中，橡皮管会将水引入结肠中，并将废弃物带出结肠，你可以在管子中看见被排出的废弃物漂浮其中，并显示出所排泄的废弃物的形态和数量。

在经过两三次或以上的结肠净化，使结肠完全洁净之后，接下来的饮食、运动或其他健康计划会更有效。据估计，有

80%的免疫组织位于肠道中。因此，清除结肠里抑制免疫力的有毒废弃物、移除肝脏中的胆结石，能促进癌症、心脏病、艾滋病和其他严重疾病的治疗效果。

那些从未体验过结肠灌洗，或总是不断地阻止他人做结肠灌洗的人，多半是因为对结肠灌洗有着很大的安全顾虑。事实上，这是一个安全且卫生的结肠净化系统。

（2）如果你无法找到结肠灌洗的治疗师，可以通过使用灌肠板“克内魔”来达到极佳的效果，它是不错的第二选择。灌肠板让你能在自己家中舒适地净化你的结肠。灌肠板是一种自己动手的灌肠疗法，十分易学易做。

（3）可乐散是各种氧化镁的混合物，会温和地释放出氧气，清洁结肠。可乐散是一种粉末，你可以将它与水混合，喝下之后再喝一些柑橘类果汁。或者服用胶囊，更为方便。可乐散会在肠道中释放出大量的氧气，帮你排出陈年的粪便以及寄生虫和硬化的黏液。氧化粉也具有相同的作用。

（4）另一种用泻盐的净化法，不仅能净化结肠，还能净化小肠。如果你有严重的吸收问题，或反复性的肾脏与膀胱阻塞、严重便秘，或实在无法接受结肠灌洗，那么你可以连续3个星期，每天早晨起床后立即喝一杯加了一茶匙口服泻盐（硫酸镁）的温水。这种口服泻剂可以净化你的整个消化道和结肠，从头到尾，通常1个小时内就能促使你排便数次。它会清除肠壁上的一些斑块和残渣及存活在上面的寄生虫。只要肠道内还有废弃物要排除，就会出现水状的粪便。一旦整个肠道都干净了，粪便的形状及密度才会较为正常。这种疗法每年需做两三次，在使用这种净化法时，有时会产生腹绞痛或胀气（释放有毒物质的结果）。你的舌头上面会覆盖一层白色的东西，且会比平常还厚，这表示肠道已渐渐被净化了。不过，并不是每个人都能忍受泻盐。

（5）蓖麻油是一种传统的用以清除肠道废弃物的非常棒的物品。它比泻盐温和，副作用也不会比正常的净化反应多。加 1~3 茶匙的蓖麻油到 1/3 杯温水中，早晨空腹时或晚上睡觉前服用，观察哪种对你最有效。这是对付顽固型便秘最具效的方法，也可以用在小孩身上，但剂量可减小一些。虽然我不建议在肝脏净化时，使用任何净化法取代肠道净化，但如果你对泻盐里的柠檬酸镁过敏，则可以用蓖麻油来代替。

（6）芦荟汁是另一种清洁肠胃道的有效物品，但不可以用它来替代肝脏净化前后的结肠灌洗或灌肠板。芦荟具有滋养和清洁的效果，把一汤匙芦荟汁加一些温水稀释，在用餐前或至少早餐前喝下，可以帮助分解过去的废弃物，并带给细胞和组织基本营养。如果你在肝脏净化后好几天，仍感觉肝脏持续排出毒素，在喝了芦荟汁之后会感到舒服很多。

我们知道芦荟几乎对所有疾病都有好处，包括癌症、心脏病、艾滋病和所有种类的过敏、皮肤问题、血液疾病、关节炎、感染、真菌感染、囊肿、糖尿病、眼睛病变、消化问题、溃疡、肝脏疾病、出血病、高血压、肾结石、中风等。芦荟包含超过200种营养，包括维生素$B_1$、$B_2$、$B_3$、$B_6$、C、E和叶酸，铁、钙、镁、锌、锰、铜、钡、硫酸盐，18种氨基酸，重要酶，苷类（glycosides）以及多糖（polysaccharides）等。请确认你买到的是纯的、未经稀释的芦荟——可在保健食品店买到。

如果你在喝了芦荟汁之后拉肚子，请试着将量减少，芦荟也并不是对每个人都适用。

（7）简易的灌肠治疗（相较于结肠灌洗或灌肠板），包括将液体导入肛门（通常它们也只能到达那儿）以达到滋养和清洁的目的。灌肠几乎对身体所有部位都会立即产生效果，它可改善便秘、腹胀、慢性发烧、一般感冒、头痛、性障碍、肾结石、心脏部位疼痛、呕吐、下背痛、颈肩僵硬且疼痛、神经病变、胃酸过多以及倦怠等症状。此外，像关节炎、风湿、坐骨神经痛、痛风等疾病，也能因一次灌肠而有所改善。建议使用的液体包括过滤水、特定的药草茶、咖啡或油。

**警告**

糖尿病患者经常性地饮用芦荟汁，可能会促进他们的胰脏制造更多胰岛素。因此，糖尿病患者应该与医疗人员商议，监控他们额外补充胰岛素的需求（因为胰岛素过多会造成危险）。饮用芦荟汁后，许多糖尿病患者都表示他们对胰岛素的需求量下降了。不过，请确认你买到的是未经稀释的芦荟汁。

## 净化肾脏

如果肝脏中出现了胆结石或其他情况，导致肾脏和膀胱产生细沙、油脂或石头，你就需要净化你的肾。肾脏是非常精密的过滤血液的器官，它很容易因为脱水、不良的饮食、虚弱的消化能力、压力和不规律的生活形态而阻塞。肾脏阻塞的主要原因，就是肾结石。然而，大多数的肾脏油脂或结晶、结石都太小了，以至于无法通过现代化的诊断技术（超声波和X光等）侦测出来。它们通常被称为“沉默”的结石，看起来似乎不会给人体造成太多困扰。但当它们变大后，就会对肾脏和身体的其他部位造成强力的压迫和损害。为了预防肾脏疾病及相关的问题，最好在它们变危险之前排除它们。将你眼睛底下的皮肤往颧骨的方向拉，就能轻易地检测到肾脏中的沙子或结石。如果那里有不规律的突起、突出、红色或白色的疹子或皮肤污点，都代表已形成肾沙或肾结石。

若每天食用下列草药，持续 20~30 天，就能排除所有形态的肾结石，包括尿酸、草酸、硫酸盐和氨基酸结石。如果你有肾结石病史，可能会需要多重复几次这种方法，其间隔约为 6 周。肾脏净化茶的配方如下：

马郁兰（Marjoram） 约 30 克

猫爪藤（Cat′s claw）约 30 克

紫草根／西门肺草根（Comfrey root） 约 30 克

茴香子（Fennel seed）约 60 克

菊苣（Chicory herb） 约 60 克

熊果（Uva ursi） 约 60 克

绣球花根（Hydrangea root） 约 60 克

石渣根（Gravel root） 约 60 克

药蜀葵根（Marshmallow root） 约 60 克

秋麒麟草（Golden rod herb） 约 60 克

将以上草药完全混合后，放入一个密封盒里。可以把它们放在冰箱中保存。每天睡觉前，取 3 汤匙混合草药加 2 杯水，盖起来泡一夜。隔天早上，将它煮沸，然后过滤取出药草茶汁。如果你晚上忘了浸泡，则隔天临时混合入锅煮沸后，以小火继续慢煮 5~10 分钟再过滤。

在一天内分 6~8 次喝完它。这种茶不需加热，也不要冷冻，不要加糖或甜味剂。餐后至少 1 个小时之后再喝它。

重复饮用 20 天，如果你感觉下背不舒服或僵硬，那是因为肾结石的矿物质结晶正在通过排尿系统的输尿管。在肾脏净化开始时或净化期间，若尿液有强烈气味或颜色变深，则代表肾脏正在排出有毒物质。虽然正常情况下，这种过程会是渐进的，且不会对尿液的颜色或成分造成显著的改变。

净化期间，避免摄取动物性的食品，包括肉、脂肪产品（除了奶油）、鱼、蛋、茶、咖啡、酒、碳酸饮料、巧克力，以及其他含有防腐剂、人工甜味剂、色素等的食物或饮料。此外，要每天喝这种茶。如果方便，你还可以在你的嘴巴左侧嚼一小片有机柠檬的外皮，在右侧嚼一小片胡萝卜，嚼 30~40 次。这能刺激肾功能。要确定每次嚼的间隔有半个小时。

如果进行肝脏净化，请务必在每 3~4 次肝脏净化后，做一次肾脏净化。

此外，那些深受大颗肾结石所苦的人，也可以通过每天喝 1~2 杯柠檬汁（以水稀释），连续喝 10~14 天来改善。在那之后，无限期地每天摄取半颗柠檬的汁。

**重点**

在这段时间可通过多喝水来给肾脏更多支持。每天最少 6 杯，最多 8 杯，除非尿液的颜色是深黄色的（这种情况下你得喝更多的水）。

## 经常饮用离子水

小口慢喝热的离子水（ionic water），对身体的所有组织都有深度的洁净作用。它有助于降低身体整体的毒性、改善循环系统，并平衡胆汁。当你将水煮沸 15~20 分钟，它会变“稀”（它的分子结块从正常约 1 万个降低到 1~2 个），并饱含负氧离子（氢氧化物，$OH^-$）。若你一整天经常小口慢喝这种水，它会开始系统化地清洁你的身体组织，并帮它们脱离特定的正电离子（与有害的酸和毒性物质相关）。

大多数的毒性物质和废弃物都带有正电，且因此自然地将自己附着在充满负电荷的人体上。当负氧离子随着被摄取的水进入人体，它们会吸引带有正电的有毒物质，中和废弃物及毒性物质，将它们转变成易于被人体排出的液体。用这种方法净化你的身体组织时，头几天甚至头几个星期，你的舌头上可能会有白色或黄色的覆盖物，这代表身体正在清除大量的有毒废弃物。如果你的体重过重，则这个净化方法，能在很短的时间内帮你减去数磅的身体废弃物，且不会有任何伴随着体重急遽下降而产生的一般副作用。

氧离子是沸水在冒泡泡时产生的，有点类似瀑布里的水掉落地面或拍打海岸时产生的作用。在保温瓶中，这种水能维持12个小时以上的离子化，或只要它是热的就可以。你一天大概需要用600~700毫升的水来煮沸，以提供给你足够的热离子水。这种特制的水不应取代正常的饮水，它无法像一般的水一样令细胞湿润，只能洁净组织。

**做法**：将水煮沸15~20分钟，再倒入保温瓶中。不锈钢的保温瓶是个不错的选择。保温瓶能令水一整天保持热度和离子化。每半个小时啜饮一两口，就像你喝热茶一样慢慢地喝。你可以在任何感到不舒服的时候用这个方法，在你需要解除充血状态、希望保持血液稀薄，或单纯只是想要变得更有活力、洁净时都可以使用。有些人每隔一段时间，例如三四个星期就会喝离子水，有些人则会不间断地喝。

## 摄取离子化的必要矿物质

你的身体就像“有生命的土壤”。如果它有充足的矿物质和微量元素，就能供给你营养，并制造你生活和成长时所需的所有物质。然而，若你没有从所吃的食物中获取这些必要的矿物质，它们很快就会被消耗殆尽。长久持续不断地使用同一块耕地来种植，会让食物严重营养不良。这种情况在化学肥料开始使用之后会变本加厉，因为那会迫使作物不论营养是否充足都快速生长。当体内的矿物质和微量元素短缺，重要的功能将无以为继或被抑制。当缺乏这些主要物质中的一项或两项时，疾病通常就会随之而来。

正因为现今我们土壤里缺乏矿物质，导致我们的身体也有相同状况，因此补充矿物质是必要的。重要的问题是，在药妆店里出售的矿物质，是否能够补足身体细胞所需的矿物质？答案是：“绝不可能。”

矿物质一般被制成三种形式：胶囊、片剂和胶状矿物质水。在土壤被耗尽之前，植物类的食物是我们理想的矿物质供应来源。当一株植物在健康的土壤环境中生长时，它会吸收既有的胶状矿物质，并将它们转变成离子化、可被食用吸收的形式。这种离子化的矿物质是一种尺寸为埃（一亿分之一厘米）的物质，而胶状矿物质，也就是所谓的无机、金属矿物质，约比它大 1 万倍（微米，百万分之一米）。离子化、水溶性的植物矿物质，可随时被身体细胞吸收。

一般的胶质颗粒，比如碳酸钙及锌的分子，有可能留在血液中，继而被丢弃在身体的各个部位。这种形式的废弃物，会引发身体严重的机械性、结构性和功能性的损坏。现今诸多健康问题，包括骨质疏松、心脏病、癌症、关节炎、脑部问题、肾结石、胆结石等，都是摄取了这种金属矿物质的直接结果。

幸运的是，有个非常有效的方法，可获得跟植物矿物质大小一样、性质一样的矿物质。即把矿物质放入一个真空箱（没有氧气）中蒸发，既能防止矿物质被氧化，又能形成复杂的状态。被蒸发的矿物质可与纯净水结合，并被身体细胞吸收。有很多公司现在也提供类似的离子化矿物质，你可以在网络上轻易地搜寻到。

## 饮用足够的水

每天为了制造足够的胆汁（约 1.1~1.7 升）以供身体充分地消化食物，肝脏需要大量的水。此外，身体还需要大量的水来维持正常的血液值，使细胞和结缔组织湿润，清除有毒物质，并实现其他数千种功能。因为身体无法以储存脂肪的方式储存水分，所以它需要依赖有规律的、有效的方式来摄取水分。

要维持适宜的胆汁制造量和稠度，平衡血液值，你每天需要喝 6~8 杯水。最重要的喝水时机是一起床时。首先，喝一杯温水，让肾脏容易稀释并排出在夜间形成的尿液。这非常重要，因为尿液在早晨是非常浓的，如果没被适当地稀释，尿液的废弃物就会停留在肾脏和膀胱中。接着，喝另一杯温水，你可以加一片至半颗的新鲜柠檬和一茶匙的生蜜（raw honey），这能帮助净化你的胃肠道。

另一个喝水（不要冰的）的重要时机，是在餐前的半小时及餐后的两个半小时。湿润程度良好的身体在这段时间里，正常情况下会觉得口渴。在这些时间准备足够的水，确保血液、胆汁和淋巴液能维持有效的流动，以进行它们的主要活动。因为口渴和饥饿在体内使用的是同一种激素警示系统，所以如果你在那段时间如果觉得“饿”，有可能是你已把水消耗完了。因此，最好先喝一杯温水，然后再看你的饥饿感是否还继续存在。

如果你有高血压，且正在服药控制，请确认你的血压在规律的监控下。随着增加水的摄取量，你的血压会在一段很短的时间内恢复正常。这会让你所吃的药无法发挥作用，甚至会造成伤害。如果你的体重过重，通过喝足够的水，你的体重可能会开始减轻；如果你的体重过轻，则可能开始增重。

选择一个能够为你提供新鲜、健康饮水的用水处理系统，也同样重要。当你选择一套水处理系统时，确认它有多媒体（mixed-media）的KDF/GAC过滤技术。

对于不只是想喝足够的水，且还想要清除身体毒性的人来说，电解水机是负担得起且非常有效的很好的选择。它们很容易从网络上买到。

除掉饮水（或淋浴用水）中的氯和其他无数有害物质的最常用方法，是过滤和逆渗透。虽然这些系统比较昂贵，但与罹患癌症后的花费相比，它们仍是值得的投资。在使用这种系统时，为了将失去的矿物质重新补足，可以加一些没煮过的印度香米谷粒在水壶或水瓶中（请勿使用塑料瓶），并让这些米在壶中保留长达1个月。喝一杯加了一小撮非精制海盐的水，也能帮你把流失的矿物质补回来。

蒸馏水，最接近天然雨水，对滋润细胞非常好，但它不像雨水，它是无生命的。加三四粒生的白米或印度香米（也可用海盐）到约4升的蒸馏水中，能增加水中的矿物质和维生素含量。之后将水直接暴晒在阳光下，或在水中放一块清澈的石英水晶放置1个小时，以助它活力。

当然，传统的将饮水煮沸数分钟的方法，也可以将所有的氯蒸发。

另一个能将水中大部分的氯去除的便宜方法，是用维生素C。1克维生素C能中和100加仑（约378升）水中浓度为1PPm（Part per million）的氯。如果你想要躺在浴缸中，却不希望氯对你的皮肤和肺造成过敏反应，这个方法尤其有用。

还有一个不错的水处理系统，是“分子共振效应技术”

（Molecular Resonance Effect Technology，简称MRET）——一种改变水和其他液体物质的分子组成状态的机器。利用分子共振效应技术的水具的特殊性在于，它能为身体提供符合其结构式的水。分子共振效应技术活化水重新组合体内的水，因此具有生物利用度（bioavailable）。分子共振效应技术活化水，是通过一种非化学生物的安全的水活化过程来制造的。在这个过程中，一个微妙的、低频的电磁场会被导入水中，有点类似在具治疗性的特殊泉水中所发现的地球磁场。我测试过基本的分子共振效应技术，发现它是很有效的，虽然它需要分开过滤。

## 避免喝酒

酒是液态、精制的糖，具有高度酸性。因此，它在体内具有强大的降低矿物质的效果。受酒影响最大的器官，就是肝脏。如果一个基本健康的人在一个小时内喝了两杯红酒，肝脏就会无法完全化解全部的毒性，多数会转化成脂肪废弃物，最后会变成肝脏中的结石。如果肝脏和胆囊中已经累积了大量结石，喝酒会让这些石头长得更快，并让它们变得更多。

和咖啡与茶一样，酒精也有强烈的脱水作用。它会降低身体细胞、血液、淋巴和胆汁的含水量，因此影响血液循环和废弃物的排泄。如果中枢神经系统脱水，会导致谵妄、复视、记忆和方向感丧失、反应迟钝，我们通常称这些为“宿醉”。在酒精以及它所造成的脱水影响之下，神经和免疫系统会受到抑制。而这会导致体内消化、代谢和激素过程变缓，这些都会使肝脏和胆囊内形成更多结石。

对于有胆结石病史的人来说，最好彻底避免饮用含酒精的饮料。我有很多客户，停止喝酒（包括啤酒和红酒在内）后，他们的疼痛、心律不齐、呼吸问题、各种心脏问题、睡眠障碍、胆囊疾病、胰脏感染、前列腺肥大、结肠炎以及其他感染性疾病都慢慢消除。如果你有什么疾病，最好远离会让你脱水的所有饮料，比如酒精、咖啡、茶和汽水（尤其是减肥饮料）。这能让身体集中能量和资源去治疗身体受到不好影响的部位。

## 避免饮食过度

胆结石的一个最大成因，是饮食过量。摄取超过胃部能够处理的量，而没有消化不良或“饱足”感，就会使肝脏分泌过量的胆固醇到肝脏胆汁中。这会导致胆管中形成胆结石。因此，预防胆结石最有效的方法之一，就是“吃少一点儿”。

适度饮食，并偶尔只吃“快速”的液体食物（理想上是每周一次），能帮助消化系统保持效率，处理多数已存在的未消化食物的废弃物。液体包括蔬菜汤、水果汁、蔬菜汁、药草茶和水。让餐桌贫乏一点儿，能让我们保持对好的、富含营养的食物的健康的渴望。相反地，过度饮食会导致肠道阻塞、破坏性细菌和真菌的繁殖，以及对“增进能量”的食物和饮料的渴望，例如糖、甜点、白面粉制品、洋芋片、巧克力、咖啡、茶和软性饮料。这些东西真正意味的，其实是能量的耗尽。这些食物和饮料都会导致形成胆结石。

## 保持规律的用餐时间

身体由无数的昼夜节奏来掌控，调节体内最重要的功能，使其与预先设定好的时间周期和谐一致。睡眠、激素和消化液的分泌、废弃物的排泄等，所有的事情都会遵照一个特殊的每日“行程”。如果这些周而复始的活动经常被打乱的话，身体就会变得不平衡，无法完成它的任务。

保持规律的用餐时间，能让身体轻松产生分泌消化每一餐所需的适量消化液。而不规律的用餐习惯，会让身体功能紊乱。身体的消化能力会因为必须调整到每次用餐的不同时间而被耗尽。跳过这餐或那餐、在不同的时间用餐，或在餐与餐之间吃东西，尤其会扰乱肝细胞生产胆汁的规律，形成胆结石。

保持规律的用餐时间，能让身体的 60 万~100 万亿个细胞，根据计划获取它们每日所需的营养，这有助于让细胞代谢变得顺畅且有效率。很多代谢疾病，如糖尿病或肥胖，都是不规律的饮食习惯造成的，只要用餐时间符合自然的昼夜节奏，就能获得很大的改善。一天的最大一餐，最好在中午的时候吃，早餐（不要晚于早上 8 点）和晚餐（不要晚于晚上 7 点），可以吃简单一些。

## 素 食

均衡的严格素食或严格的素食饮食，是预防形成胆结石、心脏病和癌症最有效的方法之一。如果你觉得无法只靠蔬菜类食物过活，那么至少试着在某些时候以鸡肉、兔肉或火鸡肉，取代红肉。慢慢地，你将能实行完全的素食。所有形式的动物性蛋白质，都会降低胆汁的溶解度，而那正是胆结石最主要的形成因素。

你可以通过在饮食中添加更多蔬菜、色拉、水果和复合性的碳水化合物，来大幅度地降低这些风险。每天在午餐前喝 60~90 毫升的新鲜胡萝卜汁，能预防形成胆结石。陈年奶酪、市售酸奶，以及高度处理和精致化的食物，会使胆汁成分不均衡。试着避免食用油炸食物，尤其快餐店使用的反复加热过的油（带着有害的反式脂肪），它们非常容易产生胆结石。

## 避免食用低热量食品

数个科学研究显示，吃低热量食品实际上会促进食欲，让你过度饮食，而不会降低体重。在它们被导入人类的食物链之前，低热量食品是用来喂养动物，以让它们比正常情况更快速增加体重。如果人们经常吃这些非天然的食物，就会发生同样的情形。

弗雷明汉研究（Framingham Study）①的主持人，卡萨林医师（William Castelli M.D.），在 1992 年 7 月的《国际医疗期刊》（*Archives of Internal Medicine*）上发表了一个令人瞠目结舌的言论。“在弗雷明汉，我们发现吃最多饱和脂肪、最多胆固醇和最多卡路里的人，体重增加得最少，身体更有活力，且血浆胆固醇数值最低。”

食物中含有的酶能量越多，我们越容易感到满足，食物也能更有效地转换成可利用的能量和可供生物利用的养分。相反地，吃低卡路里、低热量食品，损坏了胆汁分泌、消化和排泄的功能。血脂数值升高，表明胆汁的分泌低下，血管壁增厚，而脂肪无法适当地被消化和吸收。因此，一个有高血脂的人，事实上缺乏脂肪。当身体细胞和组织对脂肪的需求增加时，低

① 弗雷明汉研究，是目前时间最长、花费最多且样本数最大的心脏病研究。

脂饮食事实上会增加肝脏中胆固醇的产量。这种身体的生存手段造成的副作用，包括形成胆结石、增加体重，以及增多废弃物。

低脂和其他低热量的饮食会损害人体的健康，应该被规范。只有在对脂肪的消化及吸收功能被严重干扰，造成急性肝脏及胆囊疾病时，才应推行。在胆结石被清除且肝脏功能正常之后，有必要逐渐增加脂肪和卡路里的消耗，以符合人体的高能量需求。肝脏和胆囊结石，影响身体正常地消化脂肪和其他高能量食物的能力。持续数年食用即使少量的低热量食品，也一样会干扰身体最基础的代谢和激素处理过程，可能对人体的健康造成严重的不良影响。保持低蛋白质的饮食，净化肝脏和胆囊，正常、平衡地摄取脂肪，能让你远离发生胆囊或肝脏疾病的风险。

## 食用非精制的盐

精致盐，对身体一点好处也没有。相反地，它必须为许多健康问题负责，包括胆结石。身体唯一能适当消化、吸收和利用的盐，是非精制、未经处理的海盐或岩盐。盐要对身体有用，需要通过食物——也就是，必须要有水果、蔬菜、谷物，以及豆类的水分来分解盐。如果盐在干燥的状态下被人食用，它会以非离子化的形态进入人体，并让人口渴（一个中毒的征兆）。它会对身体进一步造成伤害，因为它没被适当地吸收和利用。(请见第3章。)

你可以将一撮盐溶解在少量的水中，然后将它加在一些通常不会拿来烹煮的水果或食物里。这能帮助消化这些食物，同时去除体内的酸性。加一小撮盐在饮用水中，使水变成碱性，并提供给你重要的矿物质和微量元素。

应该说的是，食物吃起来应该是美味的，而不是让人感觉咸。火型（Pitta type）和土型（Kapha type）体质的人，比风型（Vata type）的人需要的盐分要少。[①]

## 海盐在体内的重要功能

与水结合，能稳定不规律的心跳，并调节血压。

抽出身体细胞的过度酸性，尤其是脑细胞。

平衡血糖值，这对糖尿病患者尤其重要。

是产生身体细胞中因水产生的能量的必要物质。

是肠道吸收营养分子时的必要物质。

清除肺部的黏液和黏稠的痰，尤其对那些患有气喘和纤维囊肿的人十分重要。

可清除窦中的黏液和阻塞。

---

① 这是阿育吠陀医学区分人体体质的方式。

是种强大的天然抗组胺剂。

能够预防肌肉痉挛。

能预防制造过多的唾液；睡觉时如有唾液从嘴巴流出，有可能意味着缺乏盐分。

使骨骼强壮。27%的身体盐分在骨骼中，所以缺乏盐分或是食用精盐，是骨质疏松的主要原因。

调节睡眠。作用就像天然的安眠药。

预防痛风及风湿性关节炎。

对于维持性功能及性欲很重要。

能预防小腿及大腿的静脉曲张。

供应身体所需的超过 80 种必要的矿物元素。而精制盐，比如普通餐桌上的调味盐，只留下两种元素，其他都被去除了；除此之外，精制、市售的盐含有有害的添加物，包括硅酸铝，它是老年痴呆症的主要诱因。

## Ener-Chi Art 回春法

Ener-Chi Art 是一种独特的回春法，有助于让你在一分钟之内恢复气（生命能量）的平衡流动，让气通往体内所有的器官及系统。我认为这种治疗方法十分深入，可促使所有自然的治疗方法更有效。当气流适当地通过身体细胞时，细胞能更有效地移除它们的代谢废弃物，更容易吸收它们需要的所有氧气、水分及养分，更迅速地处理所有必要的修复工作。当气持续且不受限制时，身体能够更轻易地恢复健康及活力。虽然我认为肝脏净化是帮助肝脏恢复功能平衡的最有效方法之一，但在肝脏经过多年的阻塞及扭曲之后，肝脏净化并不能恢复身体整体的重要能量。测试结果显示，Ener-Chi Art能较好地弥补这一缺陷。

使用Ener-Chi 离子石，则是另一种可增进健康及活力的实际且有效的方法。

## 获得充足的睡眠

疲倦会引发多种形态的疾病，包括癌症、心脏病和艾滋病。虽然肝功能受损、免疫力低下、过度饮食也会造成疲倦，但绝大多数疲倦是因为缺乏高质量的睡眠，也就是在午夜前的睡眠。

有些身体最重要的净化和回春的过程，是在午夜前 2 个小时的睡眠中启动并进行的。在生理上，有两种完全不同的睡眠形式，可通过脑波的测量来区分，它们是午夜前的睡眠（before-midnight sleep）和午夜后的睡眠（after-midnight sleep）。在午夜前 2 个小时发生的睡眠，包括深层睡眠，通常被称为“美容觉”。深层睡眠发生时间大概 1 个小时，通常从晚上 11 点开始持续到午夜。在深层睡眠期间，你会进入无梦的意识状态，此时身体的氧气消耗大约下降 8%。在这个无梦睡眠的 1 个小时之内，你所获得的休息和放松几乎是你在午夜之后睡眠中所获得的 3 倍（这时身体的氧气消耗会再度升高）。

深层睡眠几乎不会在午夜之后发生。所以，只有当你在午夜前 2 个小时就上床睡觉，才会进入深层睡眠。如果你经常错过深层睡眠的时间，你的身体和心智就会过度疲倦，而你的压力反应会异常的高。压力反应包括压力激素肾上腺素、皮质醇和胆固醇的分泌（一部分在压力反应时分泌的胆固醇，最后会变成胆结石）。为了让这些不自然转换的能量继续维持，你会急切地想要使用神经刺激物，比如香烟、咖啡、茶、糖果、可乐或酒。当身体的能量储备最后被消耗殆尽时，就会产生慢性疲倦。

当你感到疲倦时，不只是你的心智，身体的所有细胞也都是疲倦的。事实上，你的器官、消化系统、神经系统等，也都会缺乏能量而不再正常地运作。当你疲倦时，你的大脑会无法接收适量的水分、葡萄糖、氧气和氨基酸，而那正是大脑最主要的食物。这种情况会导致你的心智、身体和行为产生无数的问题。

加州大学（University of California）圣地亚哥分校的医生发现，丧失几个小时的睡眠不只会让你在隔天感到疲倦，也会影响免疫系统，还可能损坏身体对抗感染的能力。因为免疫力会随着疲倦的增加而减损，所以你的身体会无法保护自己去对抗细菌、微生物和病毒，且无法处理身体里堆积的有毒物质。因此获得足够的睡眠，是恢复身体和心智健康最重要的先决条件。试着在晚上 10 点之前就上床睡觉，然后在早上 6 点—7 点之间起床，或者根据你自己的睡眠需求更早。最好不要使用闹钟，让你的睡眠周期逐渐自然地形成。清除肝脏和胆囊中的胆结石、获得充足的睡眠，能降低你在白天可能会有的疲倦感。如果这种现象仍持续着，那就代表肾脏需要净化了（为了溶解肾结石，请见本章的“净化肾脏”一节）。

## 避免过度工作

太长时间过度认真工作，会使身体的能量系统负担过重，尤其会危及肝脏。为了满足大脑或身体其他部位对能量的过度需求，肝脏会尽可能地将碳水化合物转换成葡萄糖。如果能量发生短缺，或能量供应全部用完，身体就不得不求助于紧急时的压力反应，使身体获得额外的能量，但同时，也干扰了循环和免疫功能。

一个人若“从不停止工作”，则他身上的肾上腺素和其他压力激素就会持续分泌，最后让他变成一个工作狂。在这种情况下，工作变成了那个人的生命中最主要的兴奋来源。这种兴奋感来自于由压力激素引起的“兴奋效应”。

要避免耗竭肝脏、损坏免疫系统，请给自己足够的放松时间。试着每天至少空出 1 个小时，让自己冥想、做瑜伽、运动、听音乐、做艺术活动或到户外去享受大自然。身体并不是一个能够持续运转而不需休息的机器，以各种方式让身体和心智过度工作，都会让你最终生病，并需要更长的复原时间。长期以来，过度工作成为一个让事情做得更快或赚钱更多的方法，不只缩短了一个人的生存年限，也减少了这个人在有生之年的生活。

肝脏是要在数年的时间中一直提供能量的，过度扩展这个“服务”，会过早损害或破坏肝脏。遵循适度地吃、睡和工作的原则，能让你整个人生成为一个有效率且充满活力能量的系统。有一个古老的说法，花我们生命的 1/3 来睡觉、1/3 工作、1/3 来享受休闲娱乐。这能使我们保持生命所有事物的平衡——身体、心理以及精神；过度工作让这种身、心、灵均衡的必要状态被破坏。

## 有规律地运动

科技和经济的进展，使久坐的生活形态逐渐增加，因而我们需要额外的身体运动，来保持身体的活力及健康。规律的运动有助于增加我们消化食物、排泄身体杂质的能力，平衡我们的情绪，促进身体强度及柔软度，增加我们应对压力情境的能力。适度运动对任何年龄层的人，都是一种极佳的免疫力刺激，能促进神经肌肉的整合。

提升自信及自我价值，更是运动的另一个重要副产品，它源自于对细胞的氧气供应的增加——这还不包括运动可减去多余的脂肪，使肌肉变结实、感觉更强壮、外观看起来更好、自我价值感获得提升。

肝脏更能从有氧运动中获得益处。在运动中及运动之后增加的氧气，大大地改善了循环，并增加了从肝脏静脉流向心脏的血流。惯于久坐的生活形态，让这个过程变慢，造成肝脏中的血液流动迟缓。因为这个原因，规律、不过度激烈的运动能预防新的结石产生。

相反地，身体因过度运动而产生的排泄物，会导致压力激素分泌过盛，让身体无法休息且紧张过度。当身体能量耗尽，它就无法进行因激烈运动而必须进行的修补工作。因此，心血管系统就会变得虚弱，且无法再应付其他的压力。过度运动，也会对胸腺造成不利的影响，特别是启动淋巴球（帮助我们对抗疾病的免疫细胞）及控制能量供应的胸腺，使身体变得过度激动，对所有的健康问题毫无防备之力。鉴于此，最好选择一个能提供给你欢乐和满足感的运动。当你运动时，确认是用鼻子呼吸，将嘴巴紧闭，以避免有害的“激动式呼吸”（快速的嘴巴呼吸常发生在典型的“战斗或逃跑反应”时，会启动压力激素的释放。即使在没有压力反应时，若用嘴巴呼吸也会造成同样的效应）。进行有氧运动时，只要你保持鼻子呼吸，会非常有效且有益（相较于嘴巴式呼吸）。如果你呼吸不过来，请慢下来或停止运动。你可以在呼吸恢复正常之后，再继续。这个简单的忠告，能预防你受到潜在的伤害，例如筋疲力尽，或者产出因过度运动而形成的过多乳酸。

运动对健康的身心而言，是非常重要的。试着每天运动，即使只有 10 分钟。不过，虽然运动很重要，但请不要超过你的运动能力的 50%。举例来说，如果你游泳 30 分钟后会累，那么只要游 15 分钟就好。慢慢地，你的运动能力会增加。记住，过度运动和缺乏运动，都会使免疫系统变衰弱，损坏肝功能，并使血液充满有害的物质。

有个简单的手部运动或者说是按摩，能预防肝脏和胆囊疾病，并在进行治疗时起到辅助作用。温和地按摩两手的外部边缘，靠近小指头的底部之处。这会刺激功能不佳的肝脏和胆囊。

# 有规律地晒太阳

太阳的紫外线与皮肤上的一种胆固醇相互作用，能让身体合成维生素D（事实上，它是一种激素，而不只是维生素）。有规律地晒太阳，能够调节激素指数。不像降胆固醇的药物，阳光不会增加胆汁中的激素（胆汁中的激素是胆结石的主要成因）。阳光具有全面的功效，意思是说，身体所有的功能都能得到增强。紫外线已被证实能降低血压、促进心血管的输出、增加肝脏储存肝糖、平衡血糖、改善身体对感染的抵抗力（可通过淋巴球和噬菌细胞数量的增加而得知）、增加血液的携氧能力、增加性激素的制造，并伴随许多其他益处。

然而，对于那些依赖高度酸性、高度加工，精致脂肪、高油脂的饮食，或富含这些物质的食品的人，日光浴可能反而会造成伤害。除此之外，酒精、烟草和其他会耗尽矿物质和维生素的物质，例如处方药物和迷幻药，都会让皮肤无法对抗紫外线。当你清除了肝脏和胆囊中的所有胆结石之后，适度地晒太阳不会对你造成任何伤害，反而是维持良好健康的必要元素。

超过 42%的美国人患有维生素D缺乏症，有 47%的怀孕妇女严重缺乏此重要的激素。他们的小孩容易骨骼虚弱，即使在孩童时期也很容易骨折。许多慢性疾病也都是因为缺乏维生素D引起的，包括骨质疏松、癌症和忧郁症。

摄取营养品，无法解决维生素D缺乏的状况，阳光是唯一的解决方法。要制造足够的维生素D，深色皮肤的人需要比白种人花至少2~3倍的时间晒太阳。他们的皮肤吸收阳光的效率较低，因此要增加晒太阳的时间。举例来说，如果没有晒足够的太阳，非裔美国男人罹患前列腺癌的风险比白种美国人更高。使用防晒产品，包括太阳眼镜，更加重了这个风险。

在夏季时，最好避免在早上10点到下午3点之间直接暴晒于太阳下，然而在冬天、春天和秋天时，这个时段晒太阳对身体是最有益的，尤其是对那些居住在高纬度地区的人来说。

为了达到最好的效果，最好在进行日光浴之后淋浴一次。与一般的认知相反，避免使用防晒产品是非常重要的。防晒产品不仅无法预防癌症，事实上还会造成癌症。防晒产品“成功地”抵消了阳光的正面作用。

通过让你的全身（如果可能的话）直接曝露在阳光下数分钟，开始你的阳光治疗之旅，然后每天增加几分钟，直到达到20~30分钟。另外，在阳光下散步1个小时，也具有类似的效果。这会让你有足够的阳光制造充足的维生素D，让你的身体和心智都健康（假设你配合均衡饮食和良好生活状态）。身体会在一年中有阳光的日子里储存足够的维生素D，并让你度过冬天。

## 实行每日油疗法

油疗法是一种简单而非常有效的净化血液的方法，对很多疾病都有效，包括血液疾病、肺和肝的疾病、牙齿牙龈疾病、头痛、皮肤疾病、胃溃疡、肠道问题、食欲不良、心脏和肾脏疾病、脑炎、神经状态、记忆不佳、妇科疾病、脸部肿胀以及眼袋等。这个疗法实际就是用油漱口。

采用这种疗法时，你需要冷压、非精制的葵花油、芝麻油或橄榄油。在早上，最好是在醒来后或早餐前的任何时间，放一汤匙的油在你的嘴巴里，但不要吞下。慢慢地在你的嘴里漱口、咀嚼，并将它吸过你的牙齿 3~4 分钟。这能令油和唾液完全混合，并活化释出的酶。这种酶会将有毒物质从血液中抽离。因此，非常重要的是要在 3~4 分钟内，将油吐掉，因为你不会希望释放出来的毒素再度被吸收回去。当这口油饱含有毒物质和数十亿个具破坏性的细菌时，会呈现牛奶样的白色或黄色。

为了达到最佳的效果，再重复这个过程 2 次。然后用半茶匙的小苏打，或半茶匙的非精制海盐（取其一将它们溶解在少量的水中）来漱口。这个溶液会清除所有残余的油和有毒物质。除此之外，刷个牙来确保你的嘴巴是干净的，舌头也要记得刷。

以油漱口的可见效果，包括减少牙龈流血、美白牙齿。在生病期间，这个程序可以每天重复3次，但请在空腹时做。当油疗法把肝脏无法清除或解毒的毒性从血液中带出来时，能大大地舒缓并支持肝功能。这对整个有机体都有很大的帮助。

## 换掉所有金属的牙齿填充物

金属的牙齿产品，不但是体内毒性的持续来源，也可能是过敏反应的来源。所有的金属长时间下来都会腐蚀，尤其在嘴巴里总是充满了浓缩的空气和高度湿气。汞合金填充物会释放出极毒的成分，并蒸发到身体里，这也就是为何德国的法律明文禁止牙医将汞合金填充物用在怀孕的妇女身上的原因。汞合金填充物在现今的许多欧洲国家都被禁用。

如果汞被认为会对一位母亲和她的宝宝造成危害，那它对所有人来说也是危险的。尤其对必须处理有毒物质的肝脏和肾脏，这些由金属填充物所释放出来的物质，会逐渐令人体中毒。举例来说，镉被用在义齿中使其呈现粉红色，它的毒性是铅的5倍，它会使血压升高到不正常的状态。而在汞合金填充物里被发现的铊，则会造成腿部疼痛及半身不遂，它影响了皮肤和神经及心血管系统。所有接受金属毒性测试的轮椅病患者，都测出有铊的毒性。很多人在接受了金属填充物之后数年，成了轮椅族，但当他们把所有的金属从嘴巴中完全移除之后，就完全康复了。铊的剂量达 0.5~1.0 克时，就会致命。

其他包含在金属填充物中的元素的致癌影响已为人所知，包括使用在金属牙套、矫正器和儿童牙套上的镍以及铬。所有的金属（包括黄金、银和铂）都会被腐蚀，然后被人体吸收。患有乳癌的妇女的乳房里，通常也累积了大量溶解的金属。一旦嘴巴中的所有金属被清除了，它们也会从乳房中消失。此外，多数的囊肿也会自己缩小并消失。

身体的免疫系统会自然地响应有毒的金属物质，最终形成过敏反应。这些过敏可能会以鼻子病变、耳鸣、肥大的脖子和腺体、胀气、脾脏肿大、关节疾病、头痛和偏头痛、眼睛病变，甚至更严重的并发症，例如下半身瘫痪或心脏病来显现。

改善这些状况的一个直接的方法，就是用非金属物质来取代所有的金属填充物。如果你需要进行重大的牙齿工程，例如牙套、根管治疗、牙桥或植牙，最好选择最不伤害人体的牙齿医疗方式。除此之外，在替换掉填充物之后，洁净肝脏和肾脏。

## 保持情绪平稳

从更深层面来说，每一个身体上的病痛，都是由不平稳的情绪造成的。

情绪是人体的每个意识存在发送给我们的舒服或不舒服的信号。它们包含特殊的振动，如同天气预报一样运作，告诉我们，在我们的生命及世界中，我们对自己、对别人，以及对什么是“对”或“错”、“好”或“坏”的感觉如何。情绪就像镜子中的反射，告诉我们必须知道的每件事，以度过生命中的考验和磨难。

我们的身体，是有“感受”的，它实际上就如同情绪的镜子或传信者。一面肮脏的镜子只会反映我们的某些部分，或让我们看起来扭曲。如果我们情绪受阻、无法了解发生在我们身上的事，那说明我们没有敞开来倾听、了解并遵照身体试着发送给我们的信息。

所有情绪问题都代表意识的缺乏，如果我们没有完全意识到这些情绪和身体的问题，就说明我们和“自己”失去了联系，且因此无法对我们的生命作出正面的改变。许多人与他们自己的感觉是阻隔的，以至于他们甚至不知道自己感觉到什么。练习“静观”，能带领我们的注意力回到我们的所在之处，了解我们是谁。感知我们的情绪，可以令蛰伏在我们体内的惊人创造力爆发。情绪并不是被用来批判或压抑的，它们是要被了解及接受的。当我们学会感知它们，我们就开始了解它们的真正含义，我们不会再无意识地对遇到的困难作出反应，而是会通过自己的自由意志，有意识地行动。

情绪想要被了解，因为它们是身体能够告诉我们对其他人及对自己的真实感觉的唯一方法。唯有接受并尊重所有的感觉和情绪，而非压抑它们，我们才能开始体验生命中不同的真实，一个能让我们不受评判、没有痛苦的真实。我们会开始看到所有发生在我们身上的事物的意义和目的，无论它是“对”或“错”、“好”或“坏”。这会去除你的恐惧，也会去除所有因恐惧而衍生的情绪。平衡我们的情绪，是我们取得健康、快乐与宁静的平和状态的最重要的方法之一。

另外，你可以遵照简单的方式来平衡情绪，并因此获得极大的帮助：将你的心智转换到早期幼儿的美妙时光，也许是你 3 岁时。记住你那时有多么自在且快乐。你没有对错、好坏、美丑等先入为主的观念。看看你自己与其他人的互动，充满惊叹、全然地放松、天真地敞开心胸。你对所有的事物都感兴趣，且感到安全、被滋养及被爱。现在前往你生命中不再有这种感觉的时间点，你感到缺乏爱、被忽略、被指责、被挑剔或被虐待。注意你心中的紧缩和寒冷。再一次，回到你儿时天真的天性，并将它带回对你造成巨大痛苦的情境中，让心中填满你 3 岁时的天真无邪和无瑕的欢乐，让它照射并充满在你周围。看着它以同样的光辉，填满每个人。现在移到你生命中另一个让你不快乐的事件，并重复这个过程。将生命中所有困境或不好的经验都在脑海中过一遍，并用你3岁时的欢乐来治愈它。

这个方法很有效，因为事实上，并没有所谓线性的时间。时间仅仅是一个我们用来区分事情是已发生、正在发生还是未来可能发生的概念。实际上，过去的事情对现在造成的影响力和当时是一样的。正因如此，我们的世界上才有这么多恐惧、紧张、压力、愤怒、冲突和暴力。多数人无法让他们过往的经验就这样离去，因此重复制造了类似的场景，以同样的方式来处理它们。通过这个简单的自我增进能量的方法，来消除它们负面的影响，你就能确实地改变你的过去，并因此改变你的现在和未来。

用这个方法一一回想并治愈你过去不平衡的情绪，可能要花上1~2星期（每天20~30分钟），但它是值得的。你在生命中以负面方式响应某件事物，是因为你在之前有过不平衡的情绪经验。通过治愈你的情绪，你就能帮助自己移除许多既存的情绪、心理、身体和精神问题，并能防止新问题的产生。

第6章

# 肝胆净化能带来哪些益处

肝胆彻底净化，能让你远离病疼、逆转老化过程、增加生机和活力、改善情绪健康，内外皆美丽。

# 无病生活

疾病并不是身体的一部分。疾病只是说明身体在试着预防严重伤害，甚至是威胁生命的状况发生。当人体的免疫系统受到抑制，且因为累积了有毒废弃物而负荷过重时，就会生病。身体对这种极度阻塞形态的反应，是以各种不同且通常令人不太愉悦的方式来清除有毒废弃物。身体自我防卫和净化的方法，通常需要经历疼痛、发烧、感染、发炎和溃疡。在许多严重案例中，癌症和堆积在动脉壁里的斑块，事实上有助于让生病者避免立即死亡的危险。多数内部的“窒息”形态，是衍生自肝脏胆管的阻塞，或伴随它而来。当作为体内主要工厂和解毒中心的肝脏因胆结石而阻塞时，疾病就会产生。

当你清除了肝脏胆管的所有阻塞，实行并保持均衡的饮食和生活习惯，你的身体会自然地回到平衡状态（恒常性）。这种平衡状态就是大多数人所谓的“良好健康”。“预防胜于治疗”非常适用于肝脏。如果肝脏能永远远离胆结石，身体的平衡状态就能得以维持。拥有一个干净的肝脏，意味着拥有了健康保证书。

医疗保险公司和它们的客户，能从肝脏及胆囊净化中获得极大的利益。当被保险人的身体健康、工作时生病的天数减少，且不再受到通常会伴随疾病而来的恐惧和痛苦，就可以让公司降低保险费，并减少相当可观的理赔金支出。年长者不再会被认为是负担，因为他们越来越能照顾自己。医疗费用也能大大地缩减，减轻国家医疗计划的负担。

美国如果一直保持现今医疗支出不断升高的速度，大型企业可能会因为不断提高的员工医疗保险福利而面临破产。2001年美国的医疗费用达到1万亿美元，到2004年，全部的花费达到1.9万亿美元。这相当于这个国家国内生产总值（GDP）的16%，而且从现在来看，这个增长趋势是没有尽头的。医疗在未来的10年内，预计会翻倍达到4万亿美元。

良好的医疗不能以“有多少钱花费在治疗疾病的症状上”来衡量。如果单纯治疗疾病的症状，而忽略疾病的源头，疾病会越来越严重，必然导致更多的治疗费用。现代医疗方法要“成功地”治疗疾病，就是抑制身体自我疗愈的努力，而去接受有毒的药物、放射线或手术治疗。这些治疗形式都具有损害人体的副作用，会成为新的疾病的成因，并让人们需要更多的治疗。抑制疾病症状的快速处理方式，是造成慢性病、早死以及健康医疗费用飞涨的主要原因。每年有超过90万人死于昂贵治疗所产生的副作用。相比之下，真正能治疗疾病并预防新的疾病发生的方法，其实是相当便宜的。

传统的健康医疗对于全球大多数人而言，变得越来越难以负担，且可能在未来变成一种少数人的特权。在美国，只要医生愿意开出肝脏和胆囊净化的处方，即使只针对有胆囊疾病的人，也能帮助那2 000万个有胆结石的病人维持正常、舒适的生活，并减少或预防无数种其他相关疾病的产生。

肝脏净化所做的，不只是恢复正常的胆囊和肝功能，它还帮助人们主动关心自己的身体健康。对抗疾病的保险政策，无法保证我们拥有不生病的生活。当你让自己的身体远离胆结石和其他有毒废弃物，且满足维持你的青春和活力的大部分基本需求时，你就能拥有健康的身体。

## 改善消化、能量及活力

“良好的消化”包含体内的3个基本过程：

（1）被摄取的食物分解成营养分子。

（2）养分被吸收，且传送给所有的细胞，然后有效地代谢。

（3）因分解和利用食物而产生的废弃物，全都通过排泄系统排出去。

身体需要良好的消化过程，以保证其 60 万~100 万亿个细胞能持续、有效地更新。为了保持体内平衡，身体每天必须制造 300 亿个新细胞，以替换掉相同数量的老旧或受损的细胞。如果这个过程进行顺利，日复一日、年复一年，那么体内的新生代细胞就能够像先前的细胞一样有效率且健康。即使某些特定细胞，比如脑细胞和心脏细胞无法被取代（这个理论快要过时了），它们的组成，像是碳、氧、氢和氮原子（这些组成了我们呼吸的空气）也会不停地更新。

然而，对于现今生活在快节奏的世界，且没有时间保持健康生活形态及均衡饮食的大多数人而言，细胞或原子的自然更新不能彻底而有效地进行。现代人不健康，因为他们吃了不健康的食物，拥有不健康的思想。健康饮食包括自然、不受污染的食物和新鲜、洁净的饮水。只有非常少的人能不管在哪个年龄阶段都保持着他们的青春及健康。这些人住在偏远的与世隔绝的地方，例如南俄罗斯的阿布哈西亚山，印度、中国边境的喜马拉雅山，南美的安第斯山以及墨西哥北部的某些地区。他们只摄取原始、新鲜的食物。令人感到欣慰的是，你不需要住在这么偏僻的地区也能获得健康。事实上，在 100 岁或甚至更

老的时候，拥有全然干净的血管，是非常正常的。（请见图 6–1）

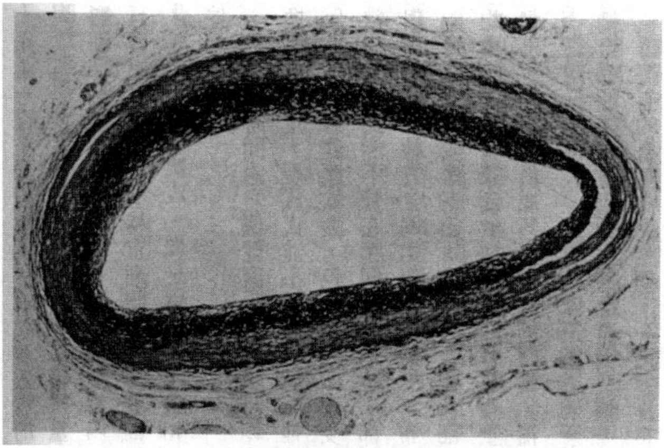

图 6–1　一位百岁的美国妇女的动脉扩张

净化身体，并好好善待自己，我们全都能提升自己的生活质量，达到一个充满高度能量和活力的状态，而这是每个人都应该拥有的自然健康状态。一个运作良好的消化系统和没有胆结石的肝脏，让人的身体能够调节细胞的更新，不会沉积有毒物质。这是所有人都能拥有的对抗老化和疾病的方法。

## 远离疼痛

疼痛是身体用来识别并矫正器官、系统、肌肉和关节的某些问题以及故障的信号。疼痛本身并不是疾病，而是一种对异常状况的适当免疫反应的表现。这种异常的状况，可能是指淋巴、血液以及废弃物的阻塞。任何身体上的阻塞都会导致氧气供应不足，而缺少氧气的组织，几乎都会出现疼痛的信号。在经过净化或身体移除了阻塞（不使用止痛剂）后，若疼痛自然消失，表示身体已回到平衡的状态。慢性疼痛意味着身体的免疫反应和自我净化不再有效，其问题的根本症结仍然存在。

清除肝脏和胆囊里的所有胆结石，能帮助减少并消除身体疼痛，无论这个疼痛是在关节、头部、神经、肌肉还是器官上。只有血液和淋巴健康时，身体才会健康。如果血液和淋巴中含有大量的有毒物质，如同在肝脏发生的阻塞一样，那么身体最虚弱部位的细胞和组织，就会发生过敏、发炎、感染或损毁。如果身体的消化、代谢和排泄废弃物的过程，因为低下的肝功能而被损害，免疫系统就无法完成它在体内的治疗任务。

治疗反应需依赖免疫系统的有效性，而免疫系统最重要的部位在肠道。肝脏是控制消化和细胞代谢的主要器官，必须畅通无阻，才能防止免疫系统受到抑制并负荷过重。如果肠道内的免疫系统功能低下，也会抑制身体其他部位的系统功能。一旦阻塞消失了，免疫系统彻底恢复它的能力及效率，疼痛就会自动缓解。疼痛不需要治疗，除非到了无法忍受的程度。你不会试着在夜晚去对抗黑夜，因为你所需要做的只是打开电灯。事实上，尝试去消灭疼痛信号，是非常不明智的。因为慢性疼痛是由慢性阻塞造成的，因而在尝试治疗疼痛时，肝脏、肠道、肾脏和淋巴系统必须净化干净。在多数情况下，这种方法能缓解所有的疼痛，恢复身体的活力、健康与良好的免疫功能。

## 让身体更具弹性

身体的弹性，是衡量我们的器官、关节、肌肉、结缔组织以及细胞被我们所摄取的食物、喝的水和呼吸的空气所滋养的程度的标准。细胞取得这些养分和物质的消化和代谢过程必须处于最佳状态，健康才能真实且长久。关节和肌肉僵硬，说明因为消化和排泄系统功能不佳，使得酸性代谢废弃物在体内这些部位形成。

坚持练习瑜伽、健身或其他形式的运动，且做过数次肝脏净化后，你会发现脊椎、关节和肌肉的弹性会大大地增加；颈部和肩膀部位的矿物盐废弃物开始减少，疼痛和僵硬感也消失；整个身体感觉更有联结性，而让细胞结合的结缔组织也再度变得柔韧。

一条水流纯净的河，比一条充满污泥的河流，更容易流动且摩擦更少。肝脏最重要的功能之一，就是保持血液的稀薄、让养分输送到细胞、收集废弃物，并准时传递信息激素到它们的目的地。浓稠的血液是身体多数疾病的起源，你可以通过身体某些部位缺乏弹性、疲倦等症状来识别它。如果脊椎和关节持续僵硬且疼痛，表明体内大多数器官都遇到了循环问题。当不再有胆结石阻塞肝脏，血液循环就会大大改善，这会使整个身体的弹性和活动力增加。良好且有规律的运动计划，有助于支持并维持这种弹性。

一个有弹性的身体，也代表心智的开放及包容。相反地，僵硬的身体，象征头脑僵化且恐惧。当身体的血液变得稀薄，僵硬的结构再度变得柔软，你的心胸也会变得更宽广和包容。这会增强你在当下把握生命机会的能力，为未来添加更多的欢乐和满足。

## 逆转老化过程

很多人认为老化是一个不可避免的现象，它就像疾病一样，最终一定会击垮人们。然而，这种观点只看到了老化的“负面”结果，其实你也能看见老化的“正面”影响，它让生命更丰富，让你更有智慧和经验、更成熟。大多数人对老化过程的负面认识是：长时间逐渐发展而成的代谢不良。

这些令人不悦的老化影响，源于细胞阶段就发生的功能失调。当身体的细胞不能以够快的速度移除它每天产生的代谢废弃物时，有些就会被丢弃在细胞膜里。细胞膜变成了细胞的

“垃圾桶”。细胞无法远离自己产生的废弃物，因为周围的结缔组织都被废弃物占满了（因为淋巴阻塞）。废弃物在体内变得越来越多，这些废弃物逐渐阻断了氧气、养分和水对细胞的供应，并逐渐使细胞膜变厚。新生婴儿的细胞膜是非常薄的，几乎无色，且十分清澈。现今 70 岁人的细胞膜的平均厚度大概是婴儿的 5 倍，颜色通常呈棕色，某些甚至是黑色。这个细胞退化的过程，就是我们通常所说的“老化”。

事实上生命在初始阶段，就开始老化。正常的老化是身体的所有细胞规律性地被新细胞取代。而如果是异常的老化，新产生的细胞就没有旧细胞那么健康。受影响的细胞组织或群组变得虚弱且失去功能，因此让新生代的细胞有了一个不好的生命开始。长此以往，新细胞的细胞膜也被堵住了，它们没有机会发展成健康的年轻细胞。当越来越多的细胞及周围的结缔组织充满了有毒废弃物，身体的所有器官就会开始老化和退化。

人体的最大器官——皮肤，也会开始失去养分。进而，它会失去某些以往的弹力，改变天然的颜色，变得又干又粗，且长出含有代谢废弃物的斑点。在这个阶段，老化过程的负面影响开始显现在外表。因此，很明显地，身体外在的老化是细胞代谢不健全的直接结果，是由身体内部开始的。

虚弱的消化功能和肝功能，是细胞代谢不良的主要原因。

如果肝脏和胆囊中所有的结石都能被清除，其他的有毒废弃物能通过简单的净化方法（如同本书所述的）从器官、组织和细胞中排泄出去，则这两种功能都能大大地改善。当细胞开始清除它们的“暗沉皮肤”（净化的自然结果），则氧气、养分和水分的吸收会增加，细胞的活力也会跟着提升。当消化和代谢功能持续改善，细胞就不再是老旧且疲惫的状态，而会再度变得年轻且充满活力。这时我们真正开始返老还童！

## 内外皆美丽

稳定地改善细胞代谢，会影响你对自己内在的感受以及它们展现于外在的形式。老年人如果真正健康，则他们看起来会容光焕发和年轻。年轻人如果身体充满毒性物质且疲惫，则看起来可能显得十分年老。自然地，如果你想要达到外在的美丽，必须先发展内部的美丽。

如果你的体内累积了许多废弃物，你就无法真正美丽。现今仍然有数个不老的族群，居住在世界偏远的角落，过着完全健康且充满活力的生活。他们规律地使用油、草药和液体灌洗他们的肝、肾脏和肠道。这些方式在现代化的社会中已经失传了。现代人将重点放在改善肤浅的身体外形，而一旦生病了，也只强调处理症状，并非消除真正的病因。

做过一系列肝脏净化的人表示，他们对自己的身体、生活和环境的感觉更好了。在很多案例中，当人们的身体逐渐净化之后，他们的自我价值感以及赞美其他人的能力也增强了。肝脏净化对增加活力和内在的美丽大有贡献。它不只能帮你减缓或逆转老化的过程，而且能让你感到更年轻、更有吸引力，无论你的年龄是多少。

## 改善情绪健康

肝脏净化对于你对自己和别人的感觉有直接的影响。在压力下，你很可能会变得敏感、烦恼、沮丧甚至愤怒。多数人认为，压力是他们生活时所须面对的外在因素。这并不完全正确。唯有当我们无法应付某些问题、状况或人的时候，我们才会产生负面的反应。

肝脏通过供应维持生命的营养素来维持神经系统的运作，它也决定了我们的压力反应。胆结石阻挡了养分的配送，迫使身体采取数个紧急措施，包括分泌过量的压力激素。短时间内，这个快速的急救方式有助于维持多数的身体功能，但最终身体的平衡会被打乱，神经系统会失去平衡。这些都会启动一个过度夸张的压力反应，紧接着，会让压力感和疲惫感提升。

我们的心理健康与身体健康紧密相关，净化肝脏并保持它的干净，能帮你保持情绪的平衡和稳定。当你清除了结石，你也能将长时间累积的深层愤怒和怨恨连根拔起（身体用不同的部位来抓住不同的情绪）。随着顽疾的治愈，会产生一种重生的感觉。在肝脏净化之后你会立即感受到一种自在和愉悦感，因为等在你面前的世界会更美好。

## 心智清明，创造力提升

清明的心智、记忆力、创造力和专注力，全都由大脑和神经系统被滋养的程度来决定。一个低效的循环系统对所有的心理过程都会有钝化和抑制的作用。接着，就会抑制和压迫神经系统。

每次进行肝脏净化后，你可能会发现你的心理机能都有进一步的改善。很多人表示，他们的情绪变得不易被干扰，而且更加放松。有些则表示他们的思路突然变得开阔，工作效率及创造力大大提高。艺术家通常会找到他们创作表达的新角度和表现的新出口，对颜色、形状和样式等有更敏锐的洞察力。

那些从事与精神成长或自我改善的技巧相关工作的人，会发现排除肝脏中的结石，能帮他们发现更深入的、以往隐藏起来的心灵入口，更好地发挥他们心理的潜能。肝脏净化尤其能平衡太阳神经丛（solar plexus chakra）的状态。太阳神经丛代表身体的能量中心，负责自由意志、能量吸收与分配，以及肝脏、胆囊、胃、胰脏和脾脏的功能。这个身体和心智活动的控制中枢，在经过一连串的肝脏净化过程之后，会变得远比以前更舒畅。

# 第7章 实践经验分享

来自实践者的经验分享，让你看看他人净化肝胆带来的不同。除了获得健康、快乐，更多人认为自己的人生自此重新开始。

## 实践者的经验分享

肝脏净化，它带来了多大的不同啊！我是个46岁的女性，我的一生充满了健康问题。小时候，我的小毛病很多。在我成年之前，这些小毛病就变成了大毛病。我的健康之路看起来是如此漫长且困难。我接受过内窥镜、针灸、扫描检查、X光和染剂注射，且已经做过5次手术。医生给我开的处方药物剂量一次比一次高，尤其是抗生素。这些药吃了不少，但总是短时间内觉得好多了，而问题还是继续存在——每一次疾病都会再度出现在我身体的不同部位，而且症状比之前更加严重。

最后，在被整个医疗系统耗尽心力且山穷水尽时，我决定考虑自然疗法。我查阅了所有能拿到的数据，停止服用处方药物，改变饮食，且做了好几次结肠灌洗。它开始发挥作用，我的健康状况显著地改善了。但我仍然需要更多的帮助，我一点儿活力也没有，且必须严格控制饮食，以预防消化问题再度复发。然后有一天，我的一个朋友给了我一本书，书名为《神奇的肝胆排石法》，她认为我一定有兴趣读它。截至目前，我已经做了6次净化。它所带来的改变非常显著，我可以非常有信心地说，最后的6个月真是非常令我惊异！

至今我已排出大约2 000颗结石，从豆子那么小到高尔夫球那么大。此外，我还因排出了一颗小的肿瘤和各种各样的寄生虫而获得了意料之外的惊喜。我的体质从脆弱、易病变得生机勃勃、强健得令人震惊。我的消化系统已经完全改观，恢复了正常的功能，这是我以前从未体验过的。从我记事开始，我的静脉窦就有问题；现在，它们已逐渐趋于正常，我的过敏也消失了。朋友和家人都见证了我身上惊人的变化，无法相信我拥有的充沛能量。我的身体和精神状态都有了超乎寻常的改变，我只想对全世界宣告这件事：生命没有比现在更好的了！每一天，我都充满感谢，且强力推荐这本书给任何想要以自然的方式自助且拥有全新人生的人。这些感觉对我而言如此新鲜，让我每天早上醒来时都以为它只是一场梦。

失去健康的生活，根本不是生活。它是如此的非凡，我的人生终于开始了！

——黛比·培瑞兹／德国

大约3星期前，我完成了第10次肝脏净化，这一次是完全干净的，没有排出任何结石。在12个月的时间里，我大概排出了超过9 000颗结石。现在我的健康状况如此良好，不会疲倦，有无限的精力。在开始进行净化前的12个月，疾病一个接着一个：手指无数次发脓性感染，让我不得不去医院进行抗体静脉注射；然后我得了水痘，脸上变得坑坑洼洼；接着，脑炎来了，影响了我的视力。我必须说，那个时候我的康复意志并不强。我有时会拉肚子，我的嘴巴还严重感染，据牙医说，它吃掉了我的颌骨。但现在我再度感觉非常棒，而这都要感谢本书的作者及这本这么棒的书。

——罗伯特·M／英国

我的一个患者今年33岁，他从10岁开始就深受头痛之苦。两年前他切除了脑部的良性肿瘤。在手术之后的一年里，疼痛仍是个大问题：他必须请好几天假，经常感冒，在床上发抖并满身是汗。他原来的外科医生一年前再度打开了他的头骨，以便“释放脑压”。他的头痛持续着，且会持续激烈地摆动头部约30秒，这每天会发作数次，成为他开车时的一个大问题。

后来，我建议他做肝脏净化，目前已做了两次。上次净化之后的这3个星期成为他“这么多年来最棒的日子”，头痛和“摇摇头”消失了，他的脸色变得干净且健康，眼睛明亮且清澈，他感到棒极了。第二次进行净化时排出的结石有数千颗，他不敢相信这是从他的身体里排出来的。他真的非常高兴目前的状况，对这本书也充满了感激之情。

**——杰弗里·M，医疗从业人员／英国**

我认为你会想听听我的心脏科医师最近的报告，我是星期一去见他的，因为我心脏病发作至今已经一年了。我第一次去看他时，他有一点儿困惑，因为我说我从去年8月开始就没有再服用任何药物。他告诉我，说他可能会开一些处方药物给我，让我继续服药，但他必须先做个心脏超声波检查和压力测试。

我同意了，然后在他的诊室进行测试。当我在跑步机上时，我感到疲倦，所以我告诉他的助手我很累，而他们说：“你可能很累，但你的心脏却不累。”他们说心脏超声波检查及压力测试都显示，我的心脏一切正常。当那个心脏科医师回到他的诊室时，他说：“我真的非常惊讶，非常惊讶！这些测试显示您的心脏很健康，一点儿损伤也没有。

所以您可以回家了，继续做您在做的事，6个月后再来见我。”他没有再提任何关于吃药的事。

我非常感谢自己接受了所有让我拥有一个健康心脏的忠告和建议。我是数千个被列为无法治愈的心脏病患者之一，但通过肝脏净化和改变饮食及生活形态，我摆脱了这个困境。

——苏珊·M／美国亚利桑那

我患胆结石大概有15年了。第一次做净化时，我排出了大概数千颗结石。最后排出来的都结成整块，大概有我的拳头大小。但这种方法一点儿也不痛。

——P. B.／西班牙

我是一个在美国中西部发展公司工作的经理，今年46岁，我必须服用治疗甲亢的药物。因此我必须每年检测我的血液，以监控我的内分泌系统。2年前，血液测试显示我的胆固醇高达229 mg%（每100毫升200毫克）。内分泌医师想要给我开降胆固醇药，但我马上拒绝了。

我后来拜访了安德烈亚斯·莫里茨，了解到我必须调整我的饮食并净化我的肝脏。经过2次肝脏净化之后，我的血液胆固醇值下降到177mg%。我那位65岁的医生不敢相信这个结果。他从未见过这么快速的改变。他感到十分好奇，想要了解肝脏净化是怎么一回事。

除此之外，我的治疗甲亢药物的剂量，也在这2年间从0.175毫克减少到0.125毫克，且还在持续减少中。我最近完成了第6次净化，我期待我的健康和活力有持续的改善。

——布莱恩特·汪格／美国明尼苏达

那天做结肠灌洗排出约150颗胆结石之后，我感到有团东西立刻推挤到我的结肠里。然后，我感觉这团东西慢慢地从结肠的开头移到末端，那是一种很奇怪的感觉。总之，它移到了末端但没有排出来。我等了2天，但没有发生任何事，所以我用了“可乐散”①。第3天，我排便了，在洗掉了黑色的脏污之后，出现了一颗巨大的胆结石，它的大小就像一颗高尔夫球，并伴随着数颗差不多它1/4大小的结石。我真不敢相信！我打电话给治疗师，并要求做另一次结肠灌洗，因为我觉得我还没有完全排掉结石。在又做了一次结肠灌洗后，令我惊讶的是，我又排出了100颗左右约10美分硬币大小的结石。我以为这就排干净了，但在接下来的4天内，我每次排便时又排出了一些结石。最后，我总共大概排出了1 000颗结石，大小不一而足。

这真是一场奇妙的经历！我无法相信在一个这么小的

① “可乐散”是一种有效的结肠净化剂。

身体里会有这么多、这么大的结石。我的能量显著提升，而我的腹部现在变得又平又软。我觉得自己现在真的是超级健康。

——D. P. /德国

我最近完成了第9次肝脏净化，我对结果感到非常兴奋。那天晚上，我排出了一颗大概有6.3厘米长、3.8厘米宽的钙化结石（请见图1–8），接着大概有100颗较小的钙化胆结石。显然，这些胆结石多年来填满了我的胆囊，因此让我的肝脏无法好好为血液和身体解毒。

在每一次成功的净化之后，我都会排出上百颗结石，并立即感觉眼睛更明亮、心情更愉悦、挫折和愤怒感显著降低、消化能力得到改善。第9次净化，更是让我有了前所未有的改善。过去这么多年来，我全身所有的疼痛和痛苦总让我彻夜难眠，包括我的颈、肩、背部和关节的慢性僵硬。过去在按摩或治疗脊椎的过程中轻轻地按压时，全身每个部位几乎都会有强烈的疼痛感，但现在已经不再有了。

在开始净化之前，我必须服用一大堆药物和维生素，而只经过了一次肝脏净化，我就能停止服用已吃了5年的甲状腺药物。

在我迈入更年期时，我非常惊讶地发现，在几次净化之后我的月经周期恢复了，也就是说，因为肝脏和结肠受到阻塞，使我的更年期提早到来。其他令人惊奇的美妙好处，则是提升了性欲及对性的感受，降低了对垃圾食品的渴望，我的整体状态也远远超过过去10年。我深深地感谢安德烈亚斯·莫里茨，为我们带来这个无价的妙方，并这么快速地救了我的命！

——L. M. / 美国加利福尼亚

在第11次净化前，除了排出超过2 000颗结石，我实在没有太多话要说。然而，在最后一次净化之后，我脸上的痘痘完全消失了超过13天（并持续中），这是我从14岁以来第一次有这种体验。对我而言，这是一个重大的身体上的突破，因为22年来，我每天早上都很怕照镜子。虽然我在成年以后长痘痘的情况有所好转，但它仍是个麻烦。高中时因为长有很大的痘痘而让我很痛苦。我认为这是一个奇迹，我能够看着别人的眼睛，而不会再因我的脸而感到局促不安。这是种非常美好的感觉！

——P. V. / 美国明尼苏达

我至今已做了4次肝脏净化，也排出了很多结石。去年10月，医生建议我做紧急手术，但现在我的痛苦已经结束，我的消化功能也非常正常了！

——亚历克斯 / 美国

## 作者的亲身经历

我 8 岁的时候，身为当时德国领先的虹膜学家[①]的叔叔检查了我的眼睛，并告诉我，我的肝脏里有“石头”。从 6 岁开始，我就有消化上的问题。接下来的 12 年，我得过各种不同的疾病，例如幼年型风湿性关节炎、心律不齐、慢性便秘、慢性头痛和偏头痛、做噩梦、失眠、皮肤疾病以及脊椎侧弯等。每 4~5 个星期，我就会在教堂集会时、在银行或邮局的排队队伍中间失去意识。这种眩晕的情况越来越严重，并且伴随着呕吐和腹泻。每次发生这种事情，我就要病倒在床 3~4 天。没有医生可以对这种虚弱的症状作出解释。

15 岁的时候，我开始认真地研究消化系统，且多次改变我的饮食习惯，以便确认我对食物的选择是否是造成疾病的原因。最后，我终于发现是动物性来源的食物（肉、鱼、鸡肉、蛋、奶酪和牛奶）让我的身体中了毒。在我完全避开这些食物之后，大多数的症状都消失了，包括关节炎和心律不齐。然而，我的肝脏似乎仍运作不顺畅，脊椎侧弯仍然存在，而我也正走向一连串的危机。大概 10 年后，我的眩晕发展成了严重

① “虹膜学”是一种检查眼睛的方法，一种在德国及数个其他国家中被接受的医学诊断方法。它能快速地通过详细的检查虹膜，了解是否有身体疾病及成因。

的胆囊疼痛。小时候叔叔看到的结石，长得更大、数量也更多了（如果这些结石不被完全清除，它们会继续阻塞胆汁流动，促使新的胆结石形成）。我总共历经了超过40次极度疼痛的过程，每次持续3~10天。它们通常伴随着呕吐和腹泻、头痛、剧烈背痛，以及难以入眠的夜晚。我一生中从未吃过止痛药、成药或注射过疫苗，它们从来不是我的选择。我决定找出这些问题的真正原因。

我开始用数千年来全世界不同文化中盛行的不同草药、处方和肝脏净化的方法做实验。我研究、测验、尝试各种方法，并改善它们。本书中提出来的方法，就是对我而言最有效的。在第一次进行肝脏净化时，我排出了大约500颗胆结石。我的胆囊疼痛在那一天就突然停止了。其他问题，如背痛、关节痛、脊椎侧弯以及消化问题，也随着每次新的净化而改善。在历经了12次净化并排出约3 500颗胆结石之后，我的肝脏完全干净了，而我的身体也终于恢复了健康。现在，人们对我的年轻活力、对生命的热情，以及匀称、具有弹性的身体赞美有加，那些正是我30年前所期待的美梦。

——安德烈亚斯·莫里茨

# 第 8 章

# 肝胆结石及排石的常见问题

本章是一些关于肝胆结石、肝脏与胆囊净化和结肠健康的常见问题与解答。帮助你进行净化时，更顺利、更成功。

# 常见问题问答

Q. 肝脏中有一些胆结石，有没有可能是自然现象，甚至具有益处？

A. 当然不可能。胆管将胆汁从肝细胞传送到肠道，就类似水管将水输送到家庭或田野中。胆结石阻塞胆管，切断了供应到肝细胞的氧气和营养。这和身体的设计是相抵触的。因此，让胆管阻塞没有任何好处。此外，胆汁也负责将有毒物质带出肝脏，胆管阻塞会妨碍这个重要功能，损害肝脏，导致体内到处都是毒素。肝胆结石的唯一“目的”，就是困住并中和那些可能进到肠道并造成伤害的有毒物质。然而，正如我在前面章节不断反复强调的一样，这会损害肝脏的功能，对身体产生非常不利的影响。

**Q.** 我在肝脏净化后接着做结肠灌洗，数天后排出结石，但在这期间我觉得非常疲倦。我要怎样确定从肝脏排出的结石已经全部离开我的身体了？

**A.** 大多数人会在肝脏净化之后进行结肠灌洗时，排出仍残留在体内的结石。如果你持续感觉头晕、疲倦或者出现体内有毒素的其他症状，请使用如"可乐散"、芦荟汁、蓖麻油等肠道净化剂。一旦症状消失就停止使用。在某些肠道狭窄或肠道严重阻塞的情况下，可能需要进行第二次结肠灌洗。这种情况是很罕见的，通常发生在患有"黏液性结肠炎"（spastic colon）时。这种情况的出现是因为大肠的某一部分限制了排便。

---

**Q.** 我怀孕了，可以进行肝脏净化吗？

**A.** 虽然肝脏净化对母亲和胎儿并没有已知的副作用，但为了安全，最好在分娩后6个星期再进行净化。不过，如果计划要怀孕，我建议你在怀孕前，先通过几次肝脏净化排除所有胆结石。这会确保你和宝宝在怀孕期及生产后，拥有最理想的健康状况。我知道好几个怀孕的妇女成功做了肝脏净化，并没有产生任何问题。

---

**Q.** 我无法忍受苹果汁，有其他替代方法吗？

**A.** 苹果汁内的苹果酸拥有最佳的特性，能让肝脏和胆囊以最佳的状态轻易且高效地排出胆结石。试着以非常慢的速度来喝苹果汁，或混着水喝下。如果仍然无法忍受苹果汁，你可以用 1 500~2 000 毫克的苹果酸粉溶解在 2 杯水中来取代。蔓越莓汁、金钱草和苹果醋，是其他较好的选择。（详情请见第 4 章。）

---

Q. 是要差不多 2~3 星期做一次肝脏净化，还是拉长间隔，例如每 2~3 个月做一次比较好？

A. 这由你来决定。我建议，一旦开始肝脏净化，你就要有规律地持续净化，直到所有的胆结石都被清除为止。有时候，2 个月或超过 2 个月没有进行净化，可能会让下一次净化变得困难或较不成功。在一次肝脏净化之后，大约需要 2 个星期的时间，才能让胆结石从肝脏后面往前移动到两条肝管中，并让下一次净化更有效。

你可能想要每 3 个星期做一次净化，直到不再有任何结石排出为止，或想在每次净化之间多停一些时间。如果你决定每 2 个星期做一次肝脏净化，则在上一次净化后 2 星期，开始喝苹果汁。大多数人比较喜欢大约 1 个月做 1 次净化。不管何种情况，摆脱所有的结石（不管是大是小），是非常重要的。只要有一些小结石卡在任何一条较大的胆管中，就会造成严重的身体不适症状，如消化不良、胀气、头痛、背痛等。

---

**Q.** 生理期期间，是否该避免进行肝脏净化？

**A.** 虽然肝脏净化在生理期的时候做也一样有效，但对女性来说，在每个月的周期前或后再做，会比较方便且舒服。此外，生理期的出血也是另一种形式的身体净化，所以最好不要在一个月的同一时间内，进行两种方式的净化。

---

**Q.** 肝脏净化前后，是否一定要做结肠灌洗？

**A.** 为了获得良好的效果，在肝脏净化前后，应该进行某种形式的结肠净化（请见第 5 章的“保持结肠干净”）。让结肠不会抽筋或阻塞的最快速可靠的方法，就是结肠灌洗。如果结肠灌洗治疗师告诉你，你的结肠是干净的，那么你就可以跳过肝脏净化之前的结肠灌洗，并以其他结肠净化方法来取代它。然而，在每一次肝脏净化之后，应继续做结肠灌洗，理想的情况是在 3 天内进行。

肝脏净化之后所做的结肠灌洗，有助于排出可能会被卡在结肠里的结石。经验显示，总有一些结石会滞留在结肠中，而成为毒性、过敏或发炎的根源。我强烈建议你，如果不在之后做结肠灌洗或以灌肠板灌肠，就不要做肝脏净化。

---

**Q.** 我至今已做了 3 次肝脏净化，排出 900~1 000 颗各种大小和颜色的结石，多数是在第 2 次和第 3 次净化时排出来的。我

的肝脏会在何时开始改善？

A. 在结石第1次被排出时，你的肝功能尚未开始改善。阻塞肝脏胆管的胆结石会使周围的肝细胞窒息。通过肝脏净化将结石排放出来，有助于让肝细胞再度“呼吸”、制造更多胆汁，且更有效地中和血液里的毒性。虽然较小的胆管所排出的结石进入大一点儿的胆管时，会再度让部分胆管受阻，但最终它们会被清除（通过数次净化）。一旦所有的结石都被清除了，肝脏整体就能自我修复，并恢复正常的功能。这时你就会开始受益了。

---

Q. 做完一连串的肝脏净化，例如8次之后，要多长时间才会完全受益？

A. 一旦你的肝脏排出最后的胆结石，你的消化功能就会显著提升，那会让你身体的每个部位都获益。这也会让身体的其他部位去自我洁净，并修补因肝脏及胆囊中的结石累积所造成的损伤。任何排除胆结石而产生的净化活动，都应被视为是有益的。如果其他疾病的成因也被消除了（请见第5章相关内容），这个阶段只会短暂存在，并被新的健康和活力感所取代。一旦肝脏干净了，经过大约6个月的时间，肝功能就会恢复正常。有个干净的肝脏，是无病生活的最佳保证之一。

---

**Q.** 我现年 76 岁，有骨质疏松、消化困难以及数种其他疾病。有在我这个年纪还因肝脏净化受益的人吗？

**A.** 年龄不应该是身体想要获得健康的障碍。只要你还在呼吸，肝脏净化就能帮你改善肝功能，并因此增加供应到身体细胞的养分和能量。老化的负面影响，只是慢性的营养不良和体内毒素的累积，这两者都能通过几次肝脏净化和饮食调整获得改善。老年人对肝脏净化的反应非常好，且会带来活力、能量、心智的清明、食欲和愉悦感的增加，以及更好的自我感受的提升。除了改善他们的身体和心智，肝脏净化通常也会让他们再次恢复生机。没有老人应该因衰弱性的疾病而死亡。如果肝脏净化在退休之家及老人照护中心得以推广，它就能帮助这些老人恢复健康、尊严和自我满足感，甚至能够开始一个生机勃勃的人生新阶段。

---

**Q.** 超声波检查显示我有脂肪肝。我整个身体都会肿胀，胸部和甲状腺有数颗硬块，血液中胆固醇含量非常高，而且我经常呕吐。肝脏净化对我有帮助吗？

**A.** 到目前为止，没有任何医疗方法能够去除肝脏中的脂肪废弃物。尽管如此，你可以向自己及医生证明，由于净化肝脏胆管中的所有胆结石，你能减少甚至消除肝脏中的所有脂肪废弃物。

肝脏可能已经累积这些废弃物许多年了，如摄取高蛋白质、糖和酒，压力，缺乏足够的睡眠；以及最重要的，有毒物质的累积。无论造成肝脏阻塞的根本原因是什么，如果你一再地净化它，肝脏就会逐渐自我改善并自我修复。在你进行肝脏净化后的6或8个月，再做一次透视（虽然我一般不建议人接受扫描检查），然后让医生拿先前的影像来比较，就可清楚看见它们之间的不同，就像黑与白一样。

一旦你的肝脏不再有脂肪废弃物，身体其他部位如乳房、甲状腺、动脉等处出现的废弃物也会一起消失。当然，这些必须靠你用均衡、低蛋白且最好是严格素食的饮食以及健康的生活方式来维持。

---

Q. 吃泻盐会不会有副作用？我发现它在净化时会让我的肛门疼痛。

A. 泻盐（硫酸镁）能在山区找到，海盐里也含有这个成分，或者通过结合天然的矿物质来制造。只要肝脏是阻塞的，泻盐就不会产生副作用。肛门感觉到疼痛，是由在肝脏净化时排放出来的强烈毒性造成的，而不是泻盐。如果你的肠胃完全清除了有毒的废弃物，那么泻盐里的镁只会被吸收，不会让你排便（镁是强力的泻药），也不会出现刺激性或副作用，如痉挛、放屁、口臭之类的现象，这些不适只会在释放毒素时产生。当泻盐通过你的小肠时，会经历生化反应。换言之，到达你结肠的泻盐，已和你吃下它时的形式大不相同了。

如果你发现在一次成功的肝脏净化过程中，早晨或下午的最后 8~10 次排便，只包含水分而没有任何结石或白色的胆固醇成分，你可以把最后 2 次泻盐的用量减少到平常的一半。如果你完全无法忍受泻盐或对泻盐过敏，请使用柠檬酸镁或试用其他天然的结肠净化剂，像蓖麻油、可乐散和活性氧粉末儿。后两种产品是含有各种氧化物的混合物。多数其他结肠净化剂的缺点在于，它们不像泻盐那样可以打开胆管，让胆结石释放进肠道中——而这是净化时很重要的一点。

---

Q. 任何橄榄油都适用于肝脏净化吗？

A. 橄榄油必须是冷压的、100% 纯橄榄油。通常标明“初榨”的橄榄油是最好的，可详阅标签。需要注意的是，这个油不能混有其他的油。不幸的是，有些国家的“初榨”橄榄油含有 80% 的色拉油。真正的橄榄油是绿色或金色的，有机橄榄油的口感最好。如果不能确定它的真伪，可用运动机能学肌肉测试法（kinesiology muscle test）来测试它。也可以使用其他的油，但橄榄油的效果最好。

---

Q. 我在网上看到有人说，肝脏净化排出来的结石，其实只是

橄榄油变硬的结块。这是真的吗？

A. 为了某些知名的药草学家、医生和企业的利益，他们会说这些胆结石事实上是“皂结石”，也就是由橄榄油组成，或是由肝脏制造的以应付突然间喝下的大量橄榄油的物质，让人们怀疑肝脏净化法。这些人有他们自己的理由这么说，我不予评价。很显然，他们自己并没有做过肝脏净化，否则他们会了解到，这些结石是由什么组成的，以及当他们排出了结石之后身体会发生什么变化。下面是对这些陈述的一些回应：

(1) 橄榄油不会有大多数排出的结石所散发出来的腐臭味，这些臭味与粪便发出的气味也不一样。

(2) 橄榄油不会凝结成如此硬且密的结构，即使它在实验室里经过化学反应及加工。因为在这么短的时间内，橄榄油必须流经消化道，且根本没有任何硬化的因子在其中。所以这是不可能的。

(3) 分析显示，大多数排放出来的胆结石含有组成胆汁的所有基本成分，也包含有机物。这些胆结石中，许多包含了一层又一层陈年的、深绿色的胆汁，这是不会在一个晚上就发生的。其他的石头是典型的可在胆囊中发现的结石。有些人在净化时排出来的是深红或黑色的胆红素结石，它们当然更不可能是橄榄油的“皂结石”。

（4）橄榄油的混合物不会通过肝脏，它只会与食物结合。因此，在肝脏净化过程中，肝脏没有做任何事，除了释放出胆结石和胆汁。肝脏和小肠都不会是皂结石的制造工厂。

（5）一旦肝脏和胆囊完全清除干净，喝了油或柑橘果汁的混合液之后，就不会再有胆结石排出来。如果这些石头真的是由橄榄油组成的，那它们在肝脏被完全净化且所有的胆管都干净并张开后，应该还会继续产生。然而情况并非如此。肝脏干净了，无论这个人再摄取多少橄榄油，肝脏净化时也不会再出现结石。此外，在肝脏净化期间摄取的橄榄油，并非总是产生相同的结果。某次净化可能会有50颗结石排出，另一次，可能会有多达1 000颗结石排出。

（6）因为无法忍受橄榄油，有些人在净化期间会使用其他的油，比如颜色洁净的夏威夷豆油，而它们也排出了相同的绿色结石。这些绿色结石其实是胆固醇结石，可以在被解剖的肝脏胆管中找到。

（7）如果这些结石只是橄榄油的结块，为什么这么多人在排出无数的“皂结石”之后，能够从慢性病，例如气喘、过敏、癌症、心脏病、糖尿病，甚至是瘫痪中痊愈？

（8）很多人排出不同颜色的结石，包括黑色、红色、绿色、白色、黄色和棕色。橄榄油没有染色的因子，无法制造出不同颜色的结石。

(9) 有人将他们排出的结石送去作化学分析，收到的报告是，几乎所有的结石都是由胆固醇和盐组成的，它们的成分与胆囊中发现的胆固醇结石一样。有非常少量的“结石”含有来源不明的有机物质，它们能轻易地随胆结石被卡在胆管中。

(10) 极少数人，包括我自己，有时在喝橄榄油的混合剂之前，会在净化的那个晚上排出绿色的胆固醇结石。其他一些已做过很多次肝脏净化的人表示，在喝苹果汁的阶段结石就会排出来了，不需要借助橄榄油的帮助。

(11) 这是传统医学，而不是作者为了证明肝脏的胆管中会出现胆固醇结石而生造的。医学术语称这些结石为“肝内结石”或“胆汁结石”。这些绿色的结石是由胆固醇和一些胆汁组成的，当它们暴露在温暖的空气中时，会出油且分解。胆固醇本身含有约96%的水分。这些胆固醇结石排放出来后，会很快被破坏性的细菌分解。然而，当它们被困在肝脏的胆管中时，这种情况就不会发生。

(12) 在许多大学的临床医疗期刊中，曾刊登过解剖的肝脏照片，显示肝脏的胆管中会出现这些结石。

(13) 另一个经由医学证明的事实，就是数百万人在吃了非常油腻的食物之后，会规律地排出绿色的泥状秽物，有时包含数十颗绿色的胆固醇结石。这些结石并没有包含我们所摄入的油和脂肪，它们是跟着排出的胆汁，从肝脏和胆囊中被迫排出来的。不幸的是，有些结石会被卡在胆总管，甚至是胰管中。被动排出的结石与那些在肝脏净化中主动排出的结石之间，并没有什么不同。

肝脏净化并不是安慰剂效应产生的结果。通常在肝脏净化5~8次后，会从胆囊中排放出钙化结石，这些结石经过确认，与那些在被解剖的胆囊中发现的一样。它们不会瓦解，就像石头一样硬。只有半钙化的结石会缩小，而钙化的结石则保持完好无损。

十多年来，我自己遭受过四十多次胆囊疼痛。而由于我的胆囊里满是结石，造成了痛苦的脊椎侧弯。自从我做了第1次肝脏净化之后，就不曾再感受到疼痛。脊椎侧弯如同其他的健康问题一样，在我第12次净化之后就消失了。从那之后，我每年做1次净化，都未排出任何结石，即使我采取的是同一个程序。我的胆囊现在已经处在完全干净且有效率的状态。

数以千计来自世界各地的人，通过肝脏净化拯救了他们的胆囊。有些人则通过肝脏净化重获了健康，甚至救了自己的性命。那些有意发表或散布奇怪且毫无根据的言论、表示肝脏净化制造出来的是皂结石的人，剥夺了他们的同胞以及他们本人保护自己健康的机会。

---

Q. 我正在吃营养品，在肝脏净化期间，我该停止服用吗？

A. 在肝脏净化期间，最好避免摄取任何营养品或药物，除非它们是必要的。况且，当它们随着胆汁和泻盐被排出来时，等于是种浪费。此外，医疗药物和物质，例如安眠药，会产生抑制效应，使净化失去效果。

---

Q. 我至今已做了 8 次肝脏净化，感觉非常棒。几乎我所有的症状，包括胃溃疡、鼻窦炎以及头痛，都消失得无影无踪。此外，我应该排出了 2 500 颗结石之多。但我不明白的是，为什么我第 1 次做的时候没有排出任何结石，第 2 次只有六七颗小石头。接下来那次，大概排出了 1 000 颗，超乎我的想象。你能解释为何前两次净化没有成功吗？

A. 你是那些少数肝脏主要胆管被胆结石严重阻塞的人之一，要通过 3 次净化，才能将硬化的结构软化，并将它们分解。前两次净化没有成功，并不是事实。它们是成功的。它们做了基础的工作或“挖掘”的工作，而接下来的净化只是移除了已经被挖起来的东西——这都要感谢你的耐心及坚持！

---

Q. 在我总共 5 次净化期间，排出了超过 1 200 颗结石。然

而，我的第 5 次净化，排出的结石不超过 20 颗。这表示我的肝脏现在已经干净了吗？

A. 并不绝对。这可能表示你的 5 次净化已成功地移除了之前留在两条主要胆管之中的一条里的结石，但第二条可能还是处在阻塞状态。再次净化可以将它打通。你在之后的净化中排出来的石头，可能甚至会比之前几次排出的更多，因为阻塞最严重的胆管，通常只在阻塞较少的胆管被打通后，才会打开。

Q. 肝脏净化之后，是不是一定要补充电解质以及肠道菌？

A. 补充身体在净化过程中失去的部分东西，虽然听起来很合理，但我却发现让身体自己来处理会好得多。因为这么做，身体会受到刺激，并按照自己的需要来照顾自己，而不是被迫去利用外部供应的“拐杖”。除此之外，当肠道干净后，要重新恢复电解质及有益菌其实要容易得多。事实上，在 48 小时之内，细菌的平衡通常就会恢复。

Q. 胆结石在小孩的疾病中，扮演什么角色？你提到了糖尿病，但是像白血病、儿童期类风湿性关节炎之类的呢？一个小孩可能有数量足以构成严重疾病的胆结石吗？

A. 小孩子身上有胆结石，就像成年人有胆结石一样容易，这已经是越来越明显的事实。事实上，年龄并不是决定胆结石危险与否的因素。不管是小孩还是大人，只要经常饮用汽水、吃汉堡或低脂食物，都会产出胆结石。许多小孩确实已被他们所吃或所喝的东西毒害了，包括“健康”的早餐谷片。现今很多小孩肝脏内累积了数百颗，有时甚至数千颗的胆结石，这已经不是令人惊讶的事了。累积的结石越多，他们就越有可能被严重的疾病所困扰。

由于从小就吃富含动物性蛋白质的食物，我 6 岁时就有了胆结石，并在 8 岁时患上了令人虚弱的疾病。10 岁以上的孩子也能做肝脏净化，但是，他们应该只用所有配方的一半剂量，也就是苹果汁、橄榄油、泻盐和果汁均减半。16 岁以上的孩子，则可以用和成人一样的剂量，除非他们的身体骨架特别小。

---

Q. 一颗豆子大小的胆结石，要花多久才会在肝脏中形成？它有可能长得跟你净化它们的速度一样快吗？

A. 这要看你已经累积了多少胆结石、你吃什么样的食物和饮料、你的情绪状态，以及你的生活习惯如何。酒精、咖啡、其他刺激物，以及利尿剂、糖和肉类，能够快速凝结胆汁，因而形成结石。有些结石可以在数个星期内长得像豆子一样大。因此，要拥有干净的肝脏，我建议除了进行肝脏净化之外，还要改变我先前提到的不好的饮食及生活习惯。

---

**Q.** 我的手臂和上臂上有很多黑痣，有些是最近一年形成的。这如同手背上的黄褐斑或太阳穴区域的棕色色块一样是胆结石的象征吗？黑痣和皮肤上的斑点，在肝脏中的胆结石清除之后会消失吗？

**A.** 大多数皮肤上的斑点，都与肝脏和胆囊的胆管中已形成和新形成的胆结石有直接关联。在肝脏和胆囊完全干净后，或在排出大多数胆结石之后，它们很多会变淡或消失。另一个造成黑痣、皱纹和黄褐斑的原因，是硒离子的缺乏（请见第 5 章的“摄取离子化的必要矿物质”）。

---

**Q.** 一个人通常要做多少次结肠灌洗才够？

**A.** 结肠灌洗的次数依个人的身体状况、饮食和生活形态而有所不同。在某些情况下，这些废弃物很硬且附着在结肠壁，可能要通过多达 7 次的结肠灌洗，才能充分被软化而松脱。有些人在前几次治疗中，并不会有明显的效果。这也是为何我会建议每个从未做过结肠净化的人，至少需要进行 3 次、每个星期 1 次的净化。

另一件也很重要的事情是，你必须倾听来自身体的疼痛信号或僵硬状况，以监控你的结肠健康，这些状况可能发生在颈部、肩膀、下背、骨盆区域或手臂。这些疼痛或痛苦会让你知道，是进行另一次结肠净化的时候了。为了确认结肠里隐藏的疼痛及紧张部位，你可以轻轻地按压肚子区域，肚脐周围约 5~10 厘米的位置——在左方、上方、右方，看看是否有任何斑点或硬块。

---

**Q.** 结肠灌洗是否有副作用？

**A.** 结肠灌洗没有已知的有害副作用。然而，对某些有类似感冒症状，或在结肠灌洗之后会头痛的人来说，可能会出现部分副作用。这是因为在结肠里潜伏已久的有毒物质现在被冲洗出来了。有些有毒废弃物，可能只被排出一部分而没有被完全清除，以致少部分仍被重新吸收回身体里。这种治疗的危机通常会很快过去，而人们会在更进一步的处理之后，获得更好的健康感受。进行结肠灌洗近 20 年来，我从未看到过任何对身体有害的副作用。

---

**Q.** 结肠灌洗是否会损害正常的肠道菌丛？

**A.** 正常的肠道菌，包括有益菌，不会被干扰。结肠的前半段负责产生并集结平衡结肠功能的肠道菌丛；后半段是有益菌的繁殖地区。当食物未被适当消化，粪便便会附着在肠道里。一层又一层的粪便包覆其上，使肠道内部制造必要的肠道菌的过程受到限制。这也会导致肠道内部的润滑程度不佳，加剧肠道的阻塞，并产生毒血症。接着破坏了正常的酸碱平衡，进而限制有益菌的成长。最终，这种酸碱不平衡会使破坏性的细菌繁殖（破坏性的细菌有助于分解废弃物，但这个行动的结果，就是制造出强烈的毒性）。结肠净化有助于大肠恢复正常的酸碱平衡。在这个酸碱度更加平衡的肠道环境中，有益菌会再度兴旺繁殖，而致病的细菌则越来越难发展了。

## 创造身体自愈的先决条件

肝脏净化并不是最近才发明的方法，所有古老的文化和文明，都知道保持肝脏的洁净是必要的。许多有用的净化配方仍然存在并世代相传，有的是由祖先传给下一代，有的是由治疗者教给他人。虽然这些经得起历史考验的净化程序，其作用原理在过去并不像现在一样被确切了解（通过科学的了解及调查方法），但它们并不比现今证实的疗法差。医学界现在逐渐承认，在治疗折磨着现代社会的威胁性疾病方面，有许多治疗方法多年来已在数百万人身上发挥功效，并且创造出不同的局面。

每个住宅及器具，都不时需要某些形式的维护及修补，否则，它就无法正常发挥作用。同样的原则也适用于肝脏。身体中除了大脑之外，没有其他器官像肝脏一样复杂，且拥有这么多重要的功能。我们每天刷牙、清洁我们的皮肤，因为我们知道接触食物、空气、化学物质和正常的代谢过程，会留下让我们感觉不干净和不舒服的残余物质。然而，很多人并不知道同样的清洁原则也适用于身体内部。肺部、皮肤、肠道、肾脏和肝脏，处理身体内部产生的大量废弃物，而那些废弃物是呼吸、消化和代谢的必要副产品。

在正常的环境下，身体能适当地处理每日累积的代谢废弃物，并将它们安全地从身体里排泄出去。这些正常的环境，包括摄取营养和有机食物、生活在无污染的环境、拥有大量的身体活动和运动，以及奉行一种均衡、快乐的生活形态。但我们之中有多少人能过着这么令人满足的生活？我们的饮食、生活形态和环境，已经失衡到不足以满足身体对于能量、营养和完美循环的需求的程度。因承受有毒化学物质、劣质食物，以及缺乏运动等状况的副作用而负荷最重的器官，就是肝脏。因此，对每个关心自己健康的人来说，确保他们的肝脏是干净、通畅的，就成了最重要的事情。

净化肝脏并不是别人能为你做的事。相反地，它是一种自助的方式，需要有自我责任感，并信任身体天生的、固有的智慧。唯有当你的内心深处知道这件事非做不可时，你才会感受到肝脏净化的吸引力。如果你没有这种感受，或许最好的方法是先将本书搁置一旁，然后再等等。当时机成熟时，你会感受到明确的动力或渴望，促使你去改善自己的肝功能。

虽然肝脏净化并不是一种治疗疾病的方式，但它却创造了让身体自我治愈的先决条件。事实上，几乎所有病痛都会因为肝功能的提升而好转。要了解肝脏净化的重大意义，你需要亲身去体验拥有一个干净的肝脏是什么感觉。对很多人而言，肝脏净化是一个“神奇”的体验——这个理由足够让我与那些主动想要帮助自己的人一起分享。

## 肝胆净化便利贴

### 第1~5天

每天喝1 000毫升的苹果汁（放松胆管）

- 慢慢喝，并在餐与餐之间喝
- 每天要喝6~8杯的水
- 避免吃冷的、冰的、油炸物、动物性食物及乳制品
- 避免吃药和营养补充品
- 记得吃正餐，但不要吃太多
- 保持结肠干净

### 第6天

**早上** 喝完1 000毫升的苹果汁

**早餐** 简单的热食早餐

（避免甜的、冷的、油的及动物性食物）

**午餐** 水煮蔬菜、白米饭

（加一点点儿非精制的海盐）

| | | |
|---|---|---|
| **下午** | 13：30 | 之后不吃任何东西 |
| **晚上** | 18：00 | 喝200~250毫升的泻盐水（第一份） |
| | 20：00 | 喝200~250毫升的泻盐水（第二份） |
| | 21：45 | 橄榄油125毫升+葡萄柚汁（或柠檬+柳丁）200毫升混合摇匀 |
| | 22：00 | 站在床边用大吸管喝光橄榄油果汁，喝完**立刻躺下**！（建议向右侧躺，让膝盖曲起会比较舒服） |

### 第7天

| | | |
|---|---|---|
| **早上** | 6：00—6：30 | 喝200~250毫升的泻盐水（第三份） |
| | 8：00—8：30 | 喝200~250毫升的泻盐水（第四份）可以喝新鲜果汁 |
| **中午** | 12：00 | 可以吃一两块新鲜水果 |
| **下午** | 13：00 | 可以吃正常但清淡的食物 |
| **傍晚之后** | | 回归正常饮食，以轻食为主（持续3天） |